医学英単語

語感
リズムでしみこむ，
語幹
ゴカンでひらめく

メディエイゴ
BOOKS

監修
富田りか

メディエイゴ編集部
編

シナジー

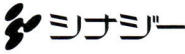

挿絵イラスト●レツゴー正児

はじめに

Exactly how many people actually read forwards? Not many, I'm sure. So, for the few who take the time, thank you, and let me try to make this worth your while.

辞書というものは，雨後の竹の子のように次から次へと出版されるものです。そして，使う側も作る側も，これが良いだのあれが良いだの，非常に忙しい。なぜ，ここまで辞書が世の中に氾濫するのか？　それは，言葉が生き物だからです。「言葉とは人類が作り出した最も科学的なものだ」とは，人類学者である私の父の言葉ですが，言葉の構築は，たしかに高度な論理的思考を要します。それを使用する集団もまた，同等の科学的思考を持っていないとツールの共有ができません。

こむずかしくなりました。さて，漢字が「へん」と「つくり」から成り立ち，その組み合わせで各事象を表していることは，私たちには当たり前の思考ですが，医学用語の場面では英語も同じです。この先のページに登場する長ったらしい言葉も，ラテン語やギリシア語をもとに「へん」と「つくり」で構成されています。本書の編集者がそのからくりを明解に，明快に，編み揃えてくれています。"Cardio-" が「心臓」と見えてしまえばしめたもの。しかも，医学用語には流行り廃りもなく，意味と形は普遍です。

さて，読むことは字面を絵の如く覚えてしまえば楽ですが，いざ発音しよう，はたまた会話の中に登場させようとなると，ややこしくなるものです。会話は「呼吸」です。「リズム」です。そして，とっさに発声できるか否かは，口の周りの筋肉が十分にほぐれているかどうかにかかっています。言葉の習得は体育会系。反復練習，これあるのみ。本書の工夫はもうひとつ，このリズム感の訓練にあります。付属のCDはリズム・ボックスです。リズムに乗って，口の周りの筋肉を柔軟に鍛えてみてください。

言葉は楽しいものです。その後ろにある文化が見えてくる。医療の現場でも，忙しさの中に一折の知的遊戯をお持ちいただければ，雨後の竹の子も幸福です。

And learning is a collaborated effort...It is, always, a joy and surprise that never needs to end.

2009年3月
富田りか

本書は，医療関係者向け英語学習サイト『MediEigo（メディエイゴ）』(http://medieigo.com/) に掲載の"耳から覚える「メディカル英単語」"の内容を再構成・加筆修正したものです。

CONTENTS

はじめに ………………………………………… 1
本書の使い方 …………………………………… 4
CDの使い方 ……………………………………… 6

Chapter 1　脳・神経 …………………………… 8
　　　　 2　心・血管 …………………………… 12
　　　　 3　呼吸器 ……………………………… 16
　　　　 4　消化器 ……………………………… 18
練習問題 (Chapters 1〜4) …………………… 24
Chapter 5　泌尿器・生殖器 …………………… 26
　　　　 6　婦人科 ……………………………… 32
　　　　 7　耳鼻・咽喉 ………………………… 36
　　　　 8　眼 …………………………………… 40
　　　　 9　血液 ………………………………… 44
　　　　 10　内分泌 ……………………………… 48
　　　　 11　リンパ・免疫 ……………………… 50
練習問題 (Chapters 5〜11) …………………… 52
聞き取り問題 (Chapters 1〜11) ……………… 54

Chapter 12　頭部 ………………………………… 58
　　　　 13　口腔 ………………………………… 60
　　　　 14　胸部 ………………………………… 62
　　　　 15　腹部 ………………………………… 64
　　　　 16　骨・筋肉 …………………………… 66
　　　　 17　皮膚・関節 ………………………… 70
　　　　 18　細胞・組織 ………………………… 72
練習問題 (Chapters 12〜18) ………………… 80
Chapter 19　物質・性質 ………………………… 82
　　　　 20　行為・人 …………………………… 86
　　　　 21　病状・病変 ………………………… 92
　　　　 22　状態・程度 ………………………… 98
　　　　 23　位置・場所 ………………………… 110
練習問題 (Chapters 19〜23) ………………… 116
聞き取り問題 (Chapters 12〜23) …………… 118

接頭辞・接尾辞一覧 (アルファベット順・日本語訳付) …… 122
INDEX (英語) …………………………………… 127
INDEX (日本語) ………………………………… 132
参考文献 ………………………………………… 137

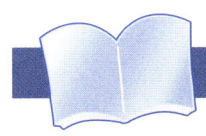

本書の使い方

Chapter
関連する単語をまとめて覚えられるように，診療科や部位などジャンル別に章立て。

CDのトラックナンバー

接頭辞・接尾辞
1つの接頭辞・接尾辞につき，3つの英単語を掲載。よく使われる語はもちろん，なかにはマニアックなものも…。1ページにつき最多で12単語なので，無理のない学習計画が立てられるはず。

英単語の読み方
できるだけアメリカ人ネイティブの発音に近い表記にしている。

日本語訳
左ページの英単語の日本語訳

Chapters Index
目的のページがすぐにわかるIndex。時折出題される練習問題や聞き取り問題で勉強の成果をチェック！

1 脳・神経

① encephal(o)-
- □ □ encephalitis ……… [エンセファライティス]
- □ □ encephalomyelitis ……… [エンセファロマイアライティス]
- □ □ encephalopathy ……… [エンセファロパシィー]

② cerebr(o)-
- □ □ cerebral ……… [セリーブラル]
- □ □ cerebrovascular ……… [セリブロバスキュラー]
- □ □ cerebrospinal ……… [セリーブロスパイナル]

③ cerebello-
- □ □ cerebellar ……… [セレベラー]
- □ □ cerebellopontine ……… [セレベロポンティン]
- □ □ cerebellomedullary ……… [セレベロメデュラリー]

④ neur(o)-
- □ □ neurasthenia ……… [ニューラスシーニア]
- □ □ neurosurgery ……… [ニューロサージェリー]
- □ □ neurotransmitter ……… [ニューロトランスミッター]

脳
- □ □ 脳炎
- □ □ 脳脊髄炎
- □ □ 脳症

大脳
- □ □ 大脳の
- □ □ 脳血管性の
- □ □ 脳脊髄の

小脳
- □ □ 小脳（性）の
- □ □ 小脳橋の
- □ □ 小脳延髄の

神経
- □ □ 神経衰弱
- □ □ 脳神経外科（学）
- □ □ 神経伝達物質

Chapters Index
1. 脳・神経
2. 心・血管
3. 呼吸器
4. 消化器
単語の数
5. 泌尿器・生殖器
6. 婦人科
7. 眼科・耳鼻科
8. 歯
9. 筋骨
10. 内分泌
11. リンパ・免疫
診療科
12. 感染
13. 口腔
14. 皮膚
15. 精神
16. 小児・新生児
17. 救急・麻酔
18. 薬理・薬物
病態など
19. 疾患・性状
20. 行為・人
21. 症状・検査
22. 状態・処置
23. 位置・場所
認知など

Get a Hint!

- -itis 炎症 (p.94)
- myel(o)- 脊髄，骨髄 (p.10)
- -pathy 病気 (p.96)
- vascul(o)- 血管 (p.12)
- -ia 状態，条件 (p.108)

COLUMN

神経には「中枢神経」と「末梢神経」があり，刺激が伝達される向きによって，それぞれ末梢から中枢へ向かう「求心性神経」"afferent nerve" と，中枢から末梢へ向かう「遠心性神経」"efferent nerve" に分けられる。ちなみに，"afferent" はラテン語で「運ぶ」意味の "affero" に，"efferent" は「運び出す」という意味の "effero" に由来する。

- 中枢神経：central nerve
- 末梢神経：peripheral nerve
- 求心性神経：afferent nerve
- 遠心性神経：efferent nerve

チェックボックス
単語を覚えたらチェックしよう！ 英語→日本語を攻略しても，日本語→英語はかなり手ごわい。

Get a Hint !
このページに出てきた単語に使われている，あるいは関連するほかの接頭辞・接尾辞を網羅。掲載ページを参照すれば，語彙力をさらに強化できる。時々変わるイラストも見逃さないように…。

COLUMN
解剖学，生理学，病理学など医学の基礎知識から語源にまつわるエピソードまで，プラスαの医学・雑学コラム。日頃の勉強の復習にもなり，トリビア情報ならコーヒーブレイクとして流し読みすることもできる。コラム内でも，主要な単語には英語と読み方を掲載しているので，語彙力もUP！

◆発音・アクセントについて

- 英単語の読み方を示すカタカナ表記は、原則として『ステッドマン医学大辞典』に準拠し、米国式発音を記載した。
- カタカナ表記はできるだけ実際の発音に近づけて表記しているが、正確な発音はCDで確認すること。
- カタカナ表記のうち太字の部分はアクセントがある箇所を示している（ただし、コラムではアクセントを省略）。正確なアクセントはCDで確認すること。
- 発音やアクセントには異なるものが複数ある場合もあり、本書に掲載されている限りではない。

◆英語・日本語の表記について

- （　）内の語は省略が可能である。
- 接頭辞・接尾辞には類似した表記が複数あるものもあり、本書に掲載されている限りではない。
- 日本語訳は主要なもののみ掲載した。

◆語源について

- ラテン語、ギリシア語の表記や意味は、複数の参考文献（p.137）をもとに記した。
- 単語の成り立ちや語源の解釈には諸説あるものもあるが、本書では複数の参考文献をもとに代表的なものを取り上げ、できるだけわかりやすい言葉で解説している。

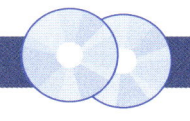
CDの使い方

本編 (Chapters 1～23) の各トラックの音声は次のように構成されている。

例 (DISC 1-1)

接頭辞または接尾辞 日本語訳×1回 → 脳
▼
接頭辞または接尾辞 英単語×1回 → encephal(o)-
▼
単語① 日本語訳×1回 → 脳炎
▼
単語① 英単語×3回 → encephalitis / encephalitis / encephalitis
▼
単語② 日本語訳×1回 → 脳脊髄炎
▼
単語② 英単語×3回 → encephalomyelitis / encephalomyelitis / encephalomyelitis
▼
単語③ 日本語訳×1回 → 脳症
▼
単語③ 英単語×3回 → encephalopathy / encephalopathy / encephalopathy

Chapters 1～11，Chapters 12～23の終了後には60問耐久の聞き取り問題を収録。

- 日本語訳の (　) 内の語は，CDには収録されていない。
- 英単語や日本語訳が複数ある単語では，初出語のみを収録している (接頭辞・接尾辞はすべて収録)。

〔CD収録時間　DISC 1：約60分，DISC 2：約70分〕

Let's get started!

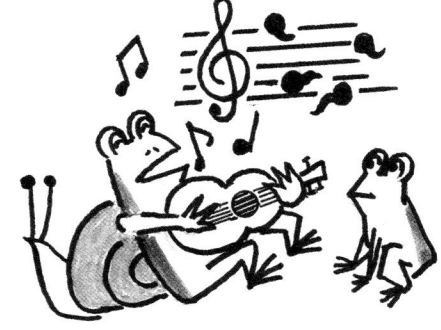

1 脳・神経

1 DISC 1
encephal(o)-
- ☐ ☐ encephalitis —————————— [エンセファ**ライ**ティス]
- ☐ ☐ encephalomyelitis ———— [エンセファロ**マイア**ライティス]
- ☐ ☐ encephalopathy —————— [エン**セ**ファ**ロ**パスィー]

2 DISC 1
cerebr(o)-
- ☐ ☐ cerebral ——————————————— [セ**リー**ブラ_ル_]
- ☐ ☐ cerebrovascular ——————— [**セ**リブロ**バス**キュラー]
- ☐ ☐ cerebrospinal ————————— [セ**リー**ブロスパイナ_ル_]

3 DISC 1
cerebell(o)-
- ☐ ☐ cerebellar ——————————————— [セレ**ベ**ラー]
- ☐ ☐ cerebellopontine ——————— [セレ**ベ**ロ**ポン**ティン]
- ☐ ☐ cerebellomedullary ———— [セレ**ベ**ロ**メ**デュラリー]

4 DISC 1
neur(o)-
- ☐ ☐ neurasthenia ——————— [ニューラス**スィー**ニア]
- ☐ ☐ neurosurgery ——————— [ニューロ**サー**ジェリー]
- ☐ ☐ neurotransmitter ———— [**ニュー**ロトランス**ミ**ター]

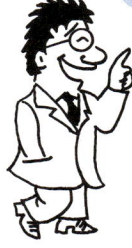

Get a Hint!

-itis 炎症 （p.94）
myel(o)- 脊髄, 骨髄 （p.10）
-pathy 病気 （p.96）

vascul(o)- 血管 （p.12）
-ia 状態, 条件 （p.108）

脳
- ☐☐ 脳炎
- ☐☐ 脳脊髄炎
- ☐☐ 脳症

大脳
- ☐☐ 大脳の
- ☐☐ 脳血管性の
- ☐☐ 脳脊髄の

小脳
- ☐☐ 小脳（性）の
- ☐☐ 小脳橋の
- ☐☐ 小脳延髄の

神経
- ☐☐ 神経衰弱
- ☐☐ 脳神経外科（学）
- ☐☐ 神経伝達物質

COLUMN

神経には「中枢神経」と「末梢神経」があり，刺激が伝達される向きによって，それぞれ末梢から中枢へ向かう「求心性神経」"afferent nerve"と，中枢から末梢へ向かう「遠心性神経」"efferent nerve"に分けられる。ちなみに，"afferent"はラテン語で「運ぶ」という意味の"afferō"に，"efferent"は「運び出す」という意味の"efferō"に由来する。

中枢神経：central nerve（セントラル ナーヴ）
末梢神経：peripheral nerve（ペリフェラル ナーヴ）
求心性神経：afferent nerve（アフェレント ナーヴ）
遠心性神経：efferent nerve（エフェレント ナーヴ）

---

1. 脳・神経
2. 心・血管
3. 呼吸器
4. 消化器
練習問題
5. 泌尿器・生殖器
6. 婦人科
7. 耳鼻・咽喉
8. 眼
9. 血液
10. 内分泌
11. リンパ・免疫
練習問題
聞き取り問題
12. 頭部
13. 口腔
14. 胸部
15. 腹部
16. 骨・筋肉
17. 皮膚・関節
18. 細胞・組織
練習問題
19. 物質・性質
20. 行為・人
21. 病状・病変
22. 状態・程度
23. 位置・場所
練習問題
聞き取り問題

5 DISC 1 mening(o)-
- ☐☐ meningitis　　　　　　　　[メニン**ジャイ**ティス]
- ☐☐ meningocele　　　　　　　　[メ**ニ**ンゴシール]
- ☐☐ meningoencephalitis　　　[メニンゴエン**セ**ファ**ライ**ティス]

6 DISC 1 myel(o)-
- ☐☐ myelitis　　　　　　　　　　[マイア**ライ**ティス]
- ☐☐ myelocyte　　　　　　　　　[**マイ**アロサイト]
- ☐☐ myeloma　　　　　　　　　　[マイア**ロウ**マ]

7 DISC 1 spondyl(o)-
- ☐☐ spondylitis　　　　　　　　[スポンディ**ライ**ティス]
- ☐☐ spondylolisthesis　　　　[ス**ポ**ンディロウリス**スィー**シス]
- ☐☐ spondylosis　　　　　　　　[スポンディ**ロウ**シス]

8 DISC 1 -esthesia
- ☐☐ anesthesia　　　　　　　　[**アネ**ス**スィー**ジア]
- ☐☐ hyperesthesia　　　　　　[**ハイ**パース**スィー**ジア]
- ☐☐ paresthesia　　　　　　　　[パレス**スィー**ジア]

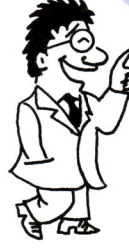

Get a Hint!

-itis　炎症　(p.94)
-cele　腫脹，ヘルニア　(p.92)
encephal(o)-　脳　(p.8)
-cyte　細胞　(p.72)

-oma　腫瘍，新生物　(p.76)
-osis　疾病の過程，状態　(p.96)
a-　なし（無，不，非）　(p.100)
hyper-　過剰　(p.100)
para-　〜の近くに　(p.110)

髄膜
- ☐☐ 髄膜炎
- ☐☐ 髄膜瘤，髄膜ヘルニア
- ☐☐ 髄膜脳炎

脊髄，骨髄
- ☐☐ 脊髄炎，骨髄炎
- ☐☐ 骨髄球
- ☐☐ 骨髄腫

脊椎
- ☐☐ 脊椎炎
- ☐☐ 脊椎すべり症
- ☐☐ 脊椎症

感覚，知覚
- ☐☐ 麻酔
- ☐☐ 知覚過敏
- ☐☐ 感覚異常

COLUMN

「脊柱」は，7個の「頸椎」，12個の「胸椎」，5個の「腰椎」，5個の「仙椎」，3〜5個の「尾椎」からできている。ちなみに，「椎骨」"vertebra" はラテン語で「回る」を意味する "vertō" が語源。

脊柱：vertebral column, spinal column, spine（ヴァータブラル コラム，スパイナル コラム，スパイン）
頸椎：cervical vertebra（サーヴィカル ヴァータブラ）
胸椎：thoracic vertebra（ソーラシック ヴァータブラ）
腰椎：lumbar vertebra（ランバー ヴァータブラ）
仙椎：sacral vertebra（セイクラル ヴァータブラ）
尾椎：caudal vertebra, coccygeal vertebra（コーダル ヴァータブラ，コクシジール ヴァータブラ）
椎骨：vertebra（複数形は vertebrae）（ヴァータブラ，ヴァータブリー）

2 心・血管

9 DISC 1　cardio-
- □ □ cardiogenic　　　　　　　[**カー**ディオ**ジェ**ニック]
- □ □ cardiomyopathy　　　　[**カー**ディオマイ**オ**パスィー]
- □ □ cardiovascular　　　　　[**カー**ディオ**ヴァ**スキュラー]

10 DISC 1　angio-
- □ □ angiopathy　　　　　　　[アンジ**オ**パスィー]
- □ □ angiogenesis　　　　　　[**ア**ンジオ**ジェ**ネシス]
- □ □ angiography　　　　　　　[アンジ**オ**グラフィー]

11 DISC 1　vaso-
- □ □ vasoconstriction　　　　[**ヴェイ**ゾウコンスト**リ**クション]
- □ □ vasodilation　　　　　　[**ヴェイ**ゾウダイ**レイ**ション]
- □ □ vasospasm　　　　　　　　[**ヴェイ**ゾウスパズム]

12 DISC 1　vascul(o)-
- □ □ vascular　　　　　　　　　[**ヴァ**スキュラー]
- □ □ vascularization　　　　　[**ヴァ**スキュラリ**ゼイ**ション]
- □ □ vasculogenesis　　　　　[**ヴァ**スキュロウ**ジェ**ネシス]

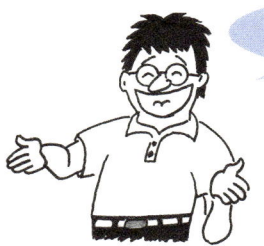

Get a Hint!

-pathy　病気　(p.96)
-genesis　発生　(p.78)

心臓
- ☐ ☐ 心原性の
- ☐ ☐ 心筋症
- ☐ ☐ 心血管の

血管,リンパ管
- ☐ ☐ 血管障害
- ☐ ☐ 新脈管形成
- ☐ ☐ 血管造影

血管,脈管
- ☐ ☐ 血管収縮
- ☐ ☐ 血管拡張
- ☐ ☐ 血管痙攣

血管
- ☐ ☐ 血管の,脈管の
- ☐ ☐ 血管新生
- ☐ ☐ 脈管形成

1. 脳・神経
2. 心・血管
3. 呼吸器
4. 消化器
練習問題
5. 泌尿器・生殖器
6. 婦人科
7. 耳鼻・咽喉
8. 眼
9. 血液
10. 内分泌
11. リンパ・免疫
練習問題
聞き取り問題
12. 頭部
13. 口腔
14. 胸部
15. 腹部
16. 骨・筋肉
17. 皮膚・関節
18. 細胞・組織
練習問題
19. 物質・性質
20. 行為・人
21. 病状・病変
22. 状態・程度
23. 位置・場所
練習問題
聞き取り問題

COLUMN

心臓の「刺激伝導系」は,「洞房結節」→「房室結節」→「ヒス束」→「脚」→「プルキンエ線維」と伝わる。

刺激伝導系:conducting system
洞房結節:sinoatrial node, sinuatrial node(S-A node)
房室結節:atrioventricular node(AV node)
ヒス束:His bundle
脚:branch
プルキンエ線維:Purkinje fibers

13 DISC 1

arteri(o)-
- ☐ ☐ arteriosclerosis ---------- [アー**ティ**リオスクレ**ロウ**シス]
- ☐ ☐ arteriovenous ---------------- [アー**ティ**リオ**ヴィー**ナス]
- ☐ ☐ arteritis -------------------------- [アーティ**ライ**ティス]

14 DISC 1

aort(o)-
- ☐ ☐ aorta --- [エイ**オー**タ]
- ☐ ☐ aortography ----------------- [エイオー**トー**グラフィー]
- ☐ ☐ aortitis ---------------------------- [エイオー**タイ**ティス]

15 DISC 1

phleb(o)-
- ☐ ☐ phlebitis ------------------------------- [フレ**バイ**ティス]
- ☐ ☐ phlebotomy --------------------------- [フレ**ボ**トミー]
- ☐ ☐ phlebothrombosis --------- [フ**レ**ボウソロン**ボウ**シス]

16 DISC 1

ven(o)-
- ☐ ☐ venous ----------------------------------- [**ヴィー**ナス]
- ☐ ☐ venipuncture --------------------- [**ヴェ**ニパンクチュア]
- ☐ ☐ intravenous --------------------- [**イ**ントラ**ヴィー**ナス]

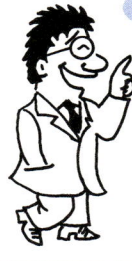

Get a Hint!

scler(o)- 硬化 （p.104）　　　-tomy 切開術 （p.86）
-osis 疾病の過程，状態 （p.96）　thrombo- 凝固，トロンビン （p.46）
-itis 炎症 （p.94）

動脈
- □ □ 動脈硬化（症）
- □ □ 動静脈の
- □ □ 動脈炎

大動脈
- □ □ 大動脈
- □ □ 大動脈造影
- □ □ 大動脈炎

静脈
- □ □ 静脈炎
- □ □ 静脈切開（術）
- □ □ 静脈血栓症

静脈
- □ □ 静脈（性）の
- □ □ 静脈穿刺
- □ □ 静脈内の

COLUMN

全身を巡った血液は，「右心房」→「三尖弁」→「右心室」→「肺動脈弁」→「肺」→「左心房」→「僧帽弁」→「左心室」→「大動脈弁」を通って，再び全身へ循環する。

右心房：right atrium（ライト エイトリアム）
三尖弁：tricuspid valve（トリカスピッド ヴァルヴ）
右心室：right ventricle（ライト ヴェントリクル）
肺動脈弁：pulmonary valve（パルモナリー ヴァルヴ）
肺：lung（ラング）

左心房：left atrium（レフト エイトリアム）
僧帽弁：mitral valve（マイトラル ヴァルヴ）
左心室：left ventricle（レフト ヴェントリクル）
大動脈弁：aortic valve（エイオーティック ヴァルヴ）

3 呼吸器

17 DISC 1

trache(o)-
- □ □ tracheitis ―――――――――――― [トレキ**アイ**ティス]
- □ □ tracheoesophageal ――――― [ト**レ**キオイ**ソ**ファジール]
- □ □ tracheotomy ――――――――― [トレキ**オ**トミー]

18 DISC 1

bronch(o)-
- □ □ bronchitis ――――――――――― [ブロン**カイ**ティス]
- □ □ bronchography ―――――――― [ブロン**コ**グラフィー]
- □ □ bronchostenosis ――――――― [ブロンコウステ**ノウ**シス]

19 DISC 1

-pnea
- □ □ apnea ――――――――――――― [**ア**プニア]
- □ □ dyspnea ――――――――――――― [ディスプ**ニ**ア]
- □ □ eupnea ――――――――――――― [ユープ**ニ**ア]

20 DISC 1

pneumo-
- □ □ pneumococcus ―――――――― [ニューモ**コッ**カス]
- □ □ pneumonia ――――――――――― [ニウ**モウ**ニア]
- □ □ pneumothorax ――――――――― [ニューモウ**ソー**ラックス]

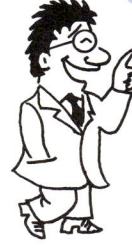

Get a Hint!

-itis　炎症　(p.94)　　　　　　dys-　異常　(p.98)
esophago-　食道　(p.18)　　　eu-　正常, 良好　(p.98)
-tomy　切開術　(p.86)　　　　-ia　状態, 条件　(p.108)
-osis　疾病の過程, 状態　(p.96)　thorac(o)-　胸郭　(p.62)
a-　なし (無, 不, 非)　(p.100)

気管
- ☐ ☐ 気管炎
- ☐ ☐ 気管食道の
- ☐ ☐ 気管切開（術）

気管支
- ☐ ☐ 気管支炎
- ☐ ☐ 気管支造影
- ☐ ☐ 気管支狭窄

呼吸，息
- ☐ ☐ 無呼吸
- ☐ ☐ 呼吸困難
- ☐ ☐ 正常呼吸

肺，呼吸
- ☐ ☐ 肺炎球菌
- ☐ ☐ 肺炎
- ☐ ☐ 気胸

COLUMN

肺機能と換気障害との関係は，1秒率＜70％，％肺活量≧80％なら「閉塞性肺疾患」。これには「肺気腫」や「気管支喘息」などがある。1秒率≧70％，％肺活量＜80％なら「拘束性肺疾患」。これには「肺線維症」や「無気肺」などがある。

閉塞性肺疾患：
オブストラクティヴ パルモナリー ディズィーズ
obstructive pulmonary disease
肺気腫：パルモナリー エンフィズィーマ
pulmonary emphysema
気管支喘息：ブロンキアル アーズマ
bronchial asthma

拘束性肺疾患：
リストリクティヴ パルモナリー ディズィーズ
restrictive pulmonary disease
肺線維症：ファイブロイド ラング
fibroid lung
無気肺：アテレクタシス
atelectasis

4 消化器

21 DISC 1
esophago-
- ☐ ☐ esophagography ──────[イソファ**ゴ**グラフィー]
- ☐ ☐ esophagoscope ──────[イ**ソ**ファゴウスコウプ]
- ☐ ☐ esophagospasm ──────[イ**ソ**ファゴウスパズム]

22 DISC 1
gastro-
- ☐ ☐ gastrointestinal ──────[**ガ**ストロイン**テ**スティナ_ル]
- ☐ ☐ gastroenteritis ──────[**ガ**ストロエンタ**ライ**ティス]
- ☐ ☐ gastroptosis ──────[ガストロ**トウ**シス]

23 DISC 1
entero-
- ☐ ☐ enterocolitis ──────[**エ**ンテロコ**ライ**ティス]
- ☐ ☐ enterobacterium ──────[**エ**ンテロバク**ティ**リアム]
- ☐ ☐ enterocele ──────[**エ**ンテロシール]

24 DISC 1
ile(o)-
- ☐ ☐ ileal ──────[**イ**リア_ル]
- ☐ ☐ ileocolic ──────[**イ**リオ**コ**リック]
- ☐ ☐ ileotomy ──────[**イ**リ**オ**トミー]

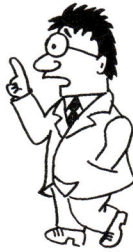

Get a Hint!

-itis　炎症　(p.94)
-cele　腫脹，ヘルニア　(p.92)
colo-　結腸　(p.20)
-tomy　切開術　(p.86)

食道
- ☐ ☐ 食道造影
- ☐ ☐ 食道鏡
- ☐ ☐ 食道痙攣

胃
- ☐ ☐ 胃腸の
- ☐ ☐ 胃腸炎
- ☐ ☐ 胃下垂

腸
- ☐ ☐ 腸炎
- ☐ ☐ 腸内細菌
- ☐ ☐ 腸ヘルニア

回腸
- ☐ ☐ 回腸の
- ☐ ☐ 回結腸の
- ☐ ☐ 回腸切開（術）

COLUMN

「胃」は，入り口を「噴門」"cardia"，出口を「幽門」"pylorus" と呼び，"pylorus" はギリシア語の「門番」を意味する "pylōros" がその語源とされる。また，「小腸」は「十二指腸」，「空腸」，「回腸」から構成されていて，「空腸」を表す "jejunum" はラテン語で「断食した」や「痩せている」という意味の "jējūnus" に由来する。死後，腸のこの部分が「空」になると思われたことからこんな名前が付けられた。

胃：stomach（ストマック）
噴門：cardia（カーディア）
幽門：pylorus（パイローラス）
小腸：small intestine（スモール インテスティン）
十二指腸：duodenum（デュオディーナム）
空腸：jejunum（ジェジューナム）
回腸：ileum（イリアム）

25 DISC 1 colo-
- ☐ ☐ colonic .... [コロニック]
- ☐ ☐ colorectal .... [コロレクタル]
- ☐ ☐ coloscopy .... [コロスコピー]

26 DISC 1 recto-
- ☐ ☐ rectocele .... [レクトシール]
- ☐ ☐ rectosigmoid .... [レクトシグモイド]
- ☐ ☐ rectoscope .... [レクトスコウプ]

27 DISC 1 procto-
- ☐ ☐ proctology .... [プロクトロジー]
- ☐ ☐ proctocolectomy .... [プロクトコレクトミー]
- ☐ ☐ proctoscopy .... [プロクトスコピー]

28 DISC 1 hepat(o)-
- ☐ ☐ hepatectomy .... [ヘパテクトミー]
- ☐ ☐ hepatocyte .... [ヘパトサイト]
- ☐ ☐ hepatoma .... [ヘパトウマ]

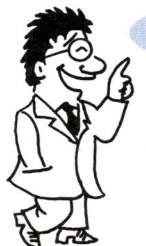

Get a Hint!

-cele　腫脹，ヘルニア　(p.92)　　-cyte　細胞　(p.72)
-oid　類似　(p.102)　　-oma　腫瘍，新生物　(p.76)
-ectomy　外科切除（術）　(p.86)

結腸
- □ □ 結腸の
- □ □ 結腸直腸の
- □ □ 結腸鏡検査

直腸
- □ □ 直腸瘤
- □ □ 直腸S状結腸
- □ □ 直腸鏡

直腸, 肛門
- □ □ 直腸病学, 肛門病学
- □ □ 直腸結腸切除 (術)
- □ □ 直腸鏡検査

肝臓
- □ □ 肝切除 (術)
- □ □ 肝細胞
- □ □ 肝癌

COLUMN

「肝臓」の中心静脈の周りには, 「グリソン鞘」に囲まれた多角形の組織学的単位があり, これらは「肝小葉」と呼ばれる。「肝小葉」の周囲には, 「小葉間静脈」, 「小葉間動脈」, 「小葉間胆管」が走行している。

グリソン鞘：Glisson capsule, fibrous capsule of liver
肝小葉：lobules of liver
小葉間静脈：interlobular veins
小葉間動脈：interlobular arteries
小葉間胆管：interlobular bile ducts, interlobular ductules

29 DISC 1 bili-
- ☐ ☐ biliary -- [**ビ**リアリー]
- ☐ ☐ bilirubin -------------------------------------- [ビリ**ル**ビン]
- ☐ ☐ bilirubinemia ----------------------- [**ビ**リルビ**ニー**ミア]

30 DISC 1 chol(o)-
- ☐ ☐ cholic -- [**コウ**リック]
- ☐ ☐ cholangiocarcinoma --------- [コ**ラ**ンジオカー**シノウ**マ]
- ☐ ☐ cholangitis ---------------------- [コウラン**ジャイ**ティス]

31 DISC 1 pancreat(o)-
- ☐ ☐ pancreatitis --------------------- [パンクリア**タイ**ティス]
- ☐ ☐ pancreatoduodenectomy ---- [パンクリ**ア**トデュオデ**ネ**クトミー]
- ☐ ☐ pancreatopathy ---------------- [**パ**ンクリア**ト**パスィー]

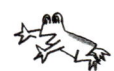

Get a Hint!

-emia　血液　(p.44)

carcino-　癌　(p.76)

-oma　腫瘍, 新生物　(p.76)

-itis　炎症　(p.94)

-ectomy　外科切除(術)　(p.86)

-pathy　病気　(p.96)

胆汁
- ☐ ☐ 胆汁の,胆管の
- ☐ ☐ ビリルビン
- ☐ ☐ ビリルビン血症

胆汁
- ☐ ☐ 胆汁の
- ☐ ☐ 胆管癌
- ☐ ☐ 胆管炎

膵臓
- ☐ ☐ 膵炎
- ☐ ☐ 膵頭十二指腸切除(術)
- ☐ ☐ 膵疾患

COLUMN

「医術の父」と称された古代ギリシアの医師,ヒポクラテス(紀元前460〜375年頃)は,人間の体液を「血液」,「粘液」,「黄色胆汁」,「黒色胆汁」の4つに分け,これらの調和が崩れることで病気が起こるとする「体液学説」の礎を築いた。後に,これらの体液の性質をもとに人間の性格が分類され,それぞれ「快活」,「不活発」,「憂うつ」,「怒りっぽい」とあてはめられた。「憂うつ」を表す"melancholy"は,ギリシア語の「黒い」を表す"melan"と,「胆汁」"cholē"から作られた言葉。

血液:blood(ブラッド)
粘液:mucus(ミューカス)
胆汁:bile, gall(バイル, ゴール)(後者は特に雄牛の胆汁を指す)
体液学説:humoral doctrine(ヒューモラル ドクトリン)
憂うつ:melancholy(メランコリー)

練習問題（Chapters 1〜4）

1. 次の英単語の意味をa〜tの中から選びましょう。

(1) spondylitis	_____	(a)	直腸鏡検査
(2) meningocele	_____	(b)	無呼吸
(3) encephalopathy	_____	(c)	食道鏡
(4) proctoscopy	_____	(d)	小脳（性）の
(5) bronchostenosis	_____	(e)	髄膜瘤，髄膜ヘルニア
(6) ileocolic	_____	(f)	血管新生
(7) hepatoma	_____	(g)	胆管炎
(8) tracheitis	_____	(h)	肺炎球菌
(9) cerebellar	_____	(i)	ビリルビン血症
(10) apnea	_____	(j)	肝癌
(11) angiography	_____	(k)	血管造影
(12) esophagoscope	_____	(l)	知覚過敏
(13) neurotransmitter	_____	(m)	回結腸の
(14) cholangitis	_____	(n)	直腸瘤
(15) bilirubinemia	_____	(o)	脊椎炎
(16) hyperesthesia	_____	(p)	気管炎
(17) rectocele	_____	(q)	神経伝達物質
(18) vascularization	_____	(r)	膵炎
(19) pancreatitis	_____	(s)	気管支狭窄
(20) pneumococcus	_____	(t)	脳症

右ページの解答

2. (1) 骨髄腫　(2) 気管支炎　(3) 心原性の　(4) 脳脊髄の　(5) 結腸鏡検査　(6) 大脳の　(7) 静脈穿刺　(8) 大動脈造影

3. (1) enterobacterium　(2) phlebitis　(3) cholangiocarcinoma　(4) gastroptosis　(5) cerebellomedullary　(6) vasodilation　(7) arteriosclerosis　(8) spondylosis

2. 次の英語を日本語に訳しましょう。

(1) myeloma　　　_____

(2) bronchitis　　_____

(3) cardiogenic　_____

(4) cerebrospinal _____

(5) coloscopy　　_____

(6) cerebral　　　_____

(7) venipuncture _____

(8) aortography　_____

3. 次の日本語を英語に訳しましょう。

(1) 腸内細菌　　_____

(2) 静脈炎　　　_____

(3) 胆管癌　　　_____

(4) 胃下垂　　　_____

(5) 小脳延髄の　_____

(6) 血管拡張　　_____

(7) 動脈硬化（症）_____

(8) 脊椎症　　　_____

左ページの解答

1. (1) o　(2) e　(3) t　(4) a　(5) s　(6) m　(7) j　(8) p　(9) d　(10) b　(11) k　(12) c　(13) q　(14) g　(15) i　(16) l　(17) n　(18) f　(19) r　(20) h

5 泌尿器・生殖器

32 DISC 1
nephr(o)-
- ☐ ☐ nephritis ------------------------------ [ネフ**ライ**ティス]
- ☐ ☐ nephrectomy ------------------------ [ネフ**レク**トミー]
- ☐ ☐ nephropathy ------------------------- [ネフ**ロ**パスィー]

33 DISC 1
ren(o)-
- ☐ ☐ renal --- [**リーナ**ル]
- ☐ ☐ renovascular -------------------- [リーノ**ヴァ**スキュラー]
- ☐ ☐ renography --------------------------- [リ**ノ**グラフィー]

34 DISC 1
pyel(o)-
- ☐ ☐ pyelitis ------------------------------ [パイア**ライ**ティス]
- ☐ ☐ pyelography ----------------------- [**パイアロ**グラフィー]
- ☐ ☐ pyelonephritis ------------- [**パイア**ロウネフ**ライ**ティス]

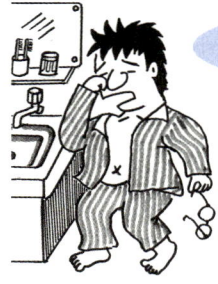

Get a Hint!

-itis 炎症 （p.94）

-ectomy 外科切除（術） （p.86）

-pathy 病気 （p.96）

vascul(o)- 血管 （p.12）

腎臓
- ☐ ☐ 腎炎
- ☐ ☐ 腎摘出（術）
- ☐ ☐ 腎症

腎臓
- ☐ ☐ 腎臓の
- ☐ ☐ 腎血管の
- ☐ ☐ 腎造影

腎盂
- ☐ ☐ 腎盂炎
- ☐ ☐ 腎盂造影
- ☐ ☐ 腎盂腎炎

COLUMN

腎の最小単位である「ネフロン」は，「腎小体（糸球体＋ボウマン嚢）」，「近位尿細管」，「ヘンレ係蹄」，「遠位尿細管」で構成されており，原尿はこれらを通った後，「集合管」へと移行する。

ネフロン：nephron（ネフロン）
腎小体：renal corpuscle（リーナル コーパスル）
糸球体：glomerulus（グロメリュラス）
ボウマン嚢：Bowman capsule（ボウマン キャプスール）
近位尿細管：proximal tubule（プロキシマル トゥービュール）
ヘンレ係蹄：Henle ansa, Henle loop（ヘンレ アンサ，ヘンレ ループ）
遠位尿細管：distal tubule（ディスタル トゥービュール）
集合管：collecting duct（コレクティング ダクト）

1. 脳・神経
2. 心・血管
3. 呼吸器
4. 消化器
練習問題
5. 泌尿器・生殖器
6. 婦人科
7. 耳鼻・咽喉
8. 眼
9. 血液
10. 内分泌
11. リンパ・免疫
練習問題
聞き取り問題
12. 頭部
13. 口腔
14. 胸部
15. 腹部
16. 骨・筋肉
17. 皮膚・関節
18. 細胞・組織
練習問題
19. 物質・性質
20. 行為・人
21. 病状・病変
22. 状態・程度
23. 位置・場所
練習問題
聞き取り問題

27

35 DISC 1　ureter(o)-
- ☐ ☐ ureteral ---------------------------------- [ユリーテラル]
- ☐ ☐ ureteritis --------------------------------- [ユリテライティス]
- ☐ ☐ ureterectomy ------------------------- [ユリテレクトミー]

36 DISC 1　cyst(o)-
- ☐ ☐ cystic ---------------------------------- [システィック]
- ☐ ☐ cystitis --------------------------------- [シスタイティス]
- ☐ ☐ cystoscopy ---------------------------- [シストスコピー]

37 DISC 1　vesic(o)-
- ☐ ☐ vesical ---------------------------------- [ヴェシカル]
- ☐ ☐ vesicoureteral -------------------- [ヴェシコユリーテラル]
- ☐ ☐ vesicle ---------------------------------- [ヴェシクル]

38 DISC 1　urethr(o)-
- ☐ ☐ urethral --------------------------------- [ユリスラル]
- ☐ ☐ urethritis ------------------------------ [ユリスライティス]
- ☐ ☐ urethroplasty -------------------- [ユリスロプラスティー]

Get a Hint!

-itis　炎症　(p.94)
-ectomy　外科切除 (術)　(p.86)
-plasty　形成, 移植　(p.88)

尿管
- ☐ ☐ 尿管の
- ☐ ☐ 尿管炎
- ☐ ☐ 尿管切除（術）

嚢胞，膀胱
- ☐ ☐ 嚢胞性の
- ☐ ☐ 膀胱炎
- ☐ ☐ 膀胱鏡検査

膀胱，嚢
- ☐ ☐ 膀胱の
- ☐ ☐ 膀胱尿管の
- ☐ ☐ 小嚢，小疱，嚢

尿道
- ☐ ☐ 尿道の
- ☐ ☐ 尿道炎
- ☐ ☐ 尿道形成（術）

COLUMN

「膀胱」には，尿意に反応して弛緩する「内尿道括約筋」と，意思によって尿意をコントロールする「外尿道括約筋」がある。ちなみに，「膀胱」の語源には諸説あり，「水泡」や「吹く」，「爆発」などさまざまな意味に関連すると考えられている。

膀胱：urinary bladder（ユリナリー ブラダー）
内尿道括約筋：internal urethral sphincter（インターナル ユリスラル スフィンクター）
外尿道括約筋：external urethral sphincter（エクスターナル ユリスラル スフィンクター）

39 DISC 1　urin(o)-
- □ □ urinary ·· [**ユ**リナリー]
- □ □ urinalysis ······································ [ユリ**ナ**リシス]
- □ □ urination ······································· [**ユ**リ**ネイ**ション]

40 DISC 1　ure(a)-
- □ □ ureic ·· [ユー**リー**ク]
- □ □ uremia ··· [ユー**リー**ミア]
- □ □ ureagenesis ····································· [ユリア**ジェ**ネシス]

41 DISC 1　prostat(o)-
- □ □ prostatectomy ································· [プロスタ**テ**クトミー]
- □ □ prostatolith ··································· [プロス**タ**トリス]
- □ □ prostatomegaly ······························ [プ**ロ**スタト**メ**ガリー]

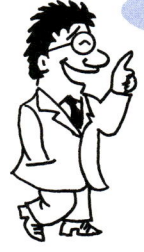

Get a Hint!

-emia　血液　(p.44)　　　　lith(o)-　石，石灰化　(p.84)
-genesis　発生　(p.78)　　　-megaly　大きい　(p.106)
-ectomy　外科切除（術）　(p.86)

尿
- ☐☐ 尿の
- ☐☐ 尿検査
- ☐☐ 排尿

尿素, 尿
- ☐☐ 尿素の
- ☐☐ 尿毒症
- ☐☐ 尿素形成

前立腺
- ☐☐ 前立腺切除 (術)
- ☐☐ 前立腺結石
- ☐☐ 前立腺肥大

COLUMN

尿にまつわる関連語。「糖尿」,「血尿」,「蛋白尿」,「アルブミン尿」,「頻尿」,「多尿」,「乏尿」,「無尿」, すべて英語で覚えてしまおう!

糖尿: glucosuria（グルコスウーリア）, glycosuria（グライコスウーリア）
血尿: hematuria（ヒーマトゥーリア）, erythrocyturia（エリスロサイトゥーリア）
蛋白尿: proteinuria（プロテイニューリア）
アルブミン尿: albuminuria（アルブミニューリア）
頻尿: pollakiuria（ポラケユーリア）
多尿: polyuria（ポリユーリア）
乏尿: oliguria（オリグーリア）
無尿: anuria（アニューリア）

6 婦人科

42 DISC 1 — ovari(o)-
- [ ] [ ] ovarian ……………………………… [オウ**ヴェ**リアン]
- [ ] [ ] ovariectomy ……………………… [オウヴァリ**エ**クトミー]
- [ ] [ ] ovariotomy ……………………… [オウヴァリ**オ**トミー]

43 DISC 1 — hyster(o)-
- [ ] [ ] hysterectomy ……………………… [ヒステ**レ**クトミー]
- [ ] [ ] hysterotomy ……………………… [ヒステ**ロ**トミー]
- [ ] [ ] hysteroscope ……………………… [**ヒ**ステロスコウプ]

44 DISC 1 — metr(o)-
- [ ] [ ] metrorrhagia ……………………… [ミトロ**レイ**ジア]
- [ ] [ ] metritis ……………………………… [ミト**ライ**ティス]
- [ ] [ ] metroplasty ……………………… [**ミ**トロプラスティー]

45 DISC 1 — uter(o)-
- [ ] [ ] uterine ……………………………… [**ユー**テリン]
- [ ] [ ] uterotonic ………………………… [**ユ**テロ**ト**ニック]
- [ ] [ ] uteroplacental …………………… [**ユ**テロプラ**セ**ンタル]

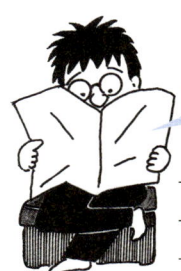

Get a Hint!

-ectomy 外科切除（術） (p.86)   -itis 炎症 (p.94)
-tomy 切開術 (p.86)   -plasty 形成，移植 (p.88)
-rrhagia 異常出血，過剰漏出 (p.92)

卵巣
- ☐ ☐ 卵巣の
- ☐ ☐ 卵巣摘出（術）
- ☐ ☐ 卵巣切開（術）

子宮
- ☐ ☐ 子宮摘出（術）
- ☐ ☐ 子宮切開（術）
- ☐ ☐ 子宮鏡

子宮
- ☐ ☐ 子宮出血
- ☐ ☐ 子宮炎
- ☐ ☐ 子宮形成（術）

子宮
- ☐ ☐ 子宮の
- ☐ ☐ 子宮収縮性の，子宮収縮薬
- ☐ ☐ 子宮胎盤の

COLUMN

「受精卵」は，「卵管」（別名「ファローピウス管」）を通って「子宮内膜」に着床する。ちなみに，「ヒステリー」という言葉は，その昔，女性特有の症状であることから子宮の影響で起こると考えられていたことに由来する。

受精卵：fertilized ovum（ファーティライズド オウヴァム）
卵管：oviduct（オウヴィダクト）, uterine tube（ユーテリン チューブ）
ファローピウス管：fallopian tube（ファロウピアン チューブ）
子宮内膜：endometrium（エンドミートリアム）
ヒステリー：hysteria（ヒスティリア）
子宮：uterus（ユーテラス）, womb（ウーム）

46 DISC 1 meno-
- ☐ ☐ menopause ー［**メノ**ポーズ］
- ☐ ☐ menometrorrhagia ー［**メノ**ミトロ**レイジア**］
- ☐ ☐ menorrhagia ー［**メノレイジア**］

47 DISC 1 vagin(o)-
- ☐ ☐ vaginal ー［**ヴァ**ジナル］
- ☐ ☐ vaginitis ー［ヴァジ**ナイ**ティス］
- ☐ ☐ vaginoscopy ー［ヴァジ**ノ**スコピー］

Get a Hint!

metr(o)- 子宮 (p.32)
-rrhagia 異常出血, 過剰漏出 (p.92)
-itis 炎症 (p.94)

月経
- ☐ ☐ 閉経（期）
- ☐ ☐ 機能性子宮出血
- ☐ ☐ 月経過多

膣，鞘
- ☐ ☐ 膣の，鞘の
- ☐ ☐ 膣炎
- ☐ ☐ 膣鏡検査

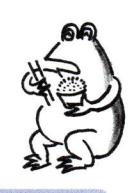

COLUMN

「月経周期」は，「卵胞ホルモン（エストロゲン）」の分泌が増加する「卵胞期」→「排卵期」→「黄体ホルモン（プロゲステロン）」の分泌が増加する「黄体期」→「月経期」と約28日サイクルで進行する。

月経周期：menstrual cycle （メンストゥルアル サイクル）
卵胞ホルモン：estrogen （エストロジェン）
卵胞期：follicular phase （フォリキュラー フェイズ）
排卵期：ovulatory phase （オヴュラトリー フェイズ）
黄体ホルモン：progesterone （プロウジェステロウン）
黄体期：luteal phase （ルーティアル フェイズ）
月経期：menstrual phase （メンストゥルアル フェイズ）

7 耳鼻・咽喉

48 DISC 1

nas(o)-
- ☐ ☐ nasal ─────────────────── [**ネイ**ザﾙ]
- ☐ ☐ nasopharyngeal ───── [**ネイゾウ**ファ**リン**ジール]
- ☐ ☐ nasogastric ─────────── [ネイゾウ**ガ**ストリック]

49 DISC 1

rhin(o)-
- ☐ ☐ rhinitis ───────────────── [ライ**ナイ**ティス]
- ☐ ☐ rhinolalia ─────────────── [**ライ**ノ**レイ**リア]
- ☐ ☐ rhinorrhea ─────────────── [ライノ**リー**ア]

50 DISC 1

pharyng(o)-
- ☐ ☐ pharyngeal ──────────────── [ファ**リン**ジール]
- ☐ ☐ pharyngitis ─────────────── [ファリン**ジャイ**ティス]
- ☐ ☐ pharyngotonsillitis ────── [ファ**リン**ゴトンシ**ライ**ティス]

51 DISC 1

laryng(o)-
- ☐ ☐ laryngitis ──────────────── [ラリン**ジャイ**ティス]
- ☐ ☐ laryngopharyngeal ──────── [**ラ**リンゴファ**リン**ジール]
- ☐ ☐ laryngoscope ─────────── [ラ**リン**ゴスコウプ]

Get a Hint!

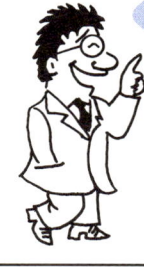

gastro- 胃 (p.18)
-itis 炎症 (p.94)
-rrhea 流出，漏出 (p.92)
tonsill(o)- 扁桃 (p.38)

鼻

- ☐ ☐ 鼻の，鼻骨の
- ☐ ☐ 鼻咽頭の
- ☐ ☐ 経鼻胃の

鼻，鼻腔

- ☐ ☐ 鼻炎
- ☐ ☐ 鼻声
- ☐ ☐ 鼻漏

咽頭

- ☐ ☐ 咽頭の
- ☐ ☐ 咽頭炎
- ☐ ☐ 咽頭扁桃炎

喉頭

- ☐ ☐ 喉頭炎
- ☐ ☐ 咽喉頭の
- ☐ ☐ 喉頭鏡

COLUMN

「副鼻腔」には，「上顎洞」，「篩骨洞」，「前頭洞」，「蝶形骨洞」の4つの空洞が含まれる。

副鼻腔：paranasal sinuses（パラネイザル サイナシーズ）
上顎洞：maxillary sinus（マキシラリー サイナス）
篩骨洞：ethmoidal sinuses（エスモイダル サイナシーズ）
前頭洞：frontal sinus（フロンタル サイナス）
蝶形骨洞：sphenoidal sinus（スフィノイダル サイナス）

52 DISC 1 tonsill(o)-
- ☐ ☐ tonsillar ——————————————— [**ト**ンシラー]
- ☐ ☐ tonsillitis ——————————— [**ト**ンシ**ライ**ティス]
- ☐ ☐ tonsillectomy ——————————— [**ト**ンシ**レ**クトミー]

53 DISC 1 oto-
- ☐ ☐ otorhinolaryngology —— [**オ**トライノラリンゴロジー]
- ☐ ☐ otorrhea ———————————————— [オト**リー**ア]
- ☐ ☐ otosclerosis —————————— [**オ**トスクレ**ロウ**シス]

54 DISC 1 tympan(o)-
- ☐ ☐ tympanoplasty ————————— [**ティ**ンパノプラスティー]
- ☐ ☐ tympanic ——————————————— [ティン**パ**ニック]
- ☐ ☐ tympanotomy ———————————— [**ティ**ンパ**ノ**トミー]

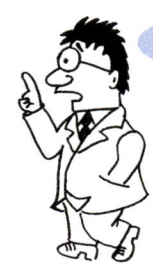

Get a Hint!

-itis　炎症　(p.94)　　　　　-rrhea　流出，漏出　(p.92)
-ectomy　外科切除（術）　(p.86)　　-osis　疾病の過程，状態　(p.96)
rhin(o)-　鼻，鼻腔　(p.36)　　-plasty　形成，移植　(p.88)
laryng(o)-　喉頭　(p.36)　　　-tomy　切開術　(p.86)

扁桃
- ☐☐ 扁桃の
- ☐☐ 扁桃炎
- ☐☐ 扁桃摘出（術）

耳
- ☐☐ 耳鼻咽喉科学
- ☐☐ 耳漏
- ☐☐ 耳硬化（症）

鼓膜
- ☐☐ 鼓室形成（術）
- ☐☐ 鼓膜の
- ☐☐ 鼓膜切開（術）

COLUMN

「耳小骨」は大きい骨から順に，「つち骨」，「きぬた骨」，「あぶみ骨」。「つち骨」は槌の形のとおり，別名「ハンマー」とも呼ばれる。音の振動はこれらの骨を伝わり，「前庭窓（＝卵円窓）」から「蝸牛」へと伝えられる。

耳小骨：auditory ossicles（オーディトリー オッシクルズ）
つち骨：malleus（マリアス）
きぬた骨：incus（インカス）
あぶみ骨：stapes（ステイピーズ）

前庭窓：vestibular window（ヴェスティビュラー ウィンドウ）
卵円窓：oval window（オウヴァル ウィンドウ）
蝸牛：cochlea（コクリア）

8 眼

55 DISC 1

ocul(o)-
- □ □ ocular ………………………………… [**オ**キュラー]
- □ □ oculomotor ……………………… [**オ**キュロ**モウ**ター]
- □ □ oculogyric ………………… [**オ**キュロ**ジャイ**リック]

56 DISC 1

ophthalmo-
- □ □ ophthalmology ………………… [オフサル**モ**ロジー]
- □ □ ophthalmoplegia ………… [オフサルモプ**リー**ジア]
- □ □ ophthalmoscope …………… [オフ**サル**モスコウプ]

57 DISC 1

kerat(o)-
- □ □ keratectomy ……………………… [ケラ**テ**クトミー]
- □ □ keratitis …………………………… [ケラ**タイ**ティス]
- □ □ keratopathy ……………………… [ケラ**ト**パスィー]

Get a Hint!

-plegia　麻痺　(p.92)
-ectomy　外科切除（術）　(p.86)
-itis　炎症　(p.94)
-pathy　病気　(p.96)

眼
- ☐☐ 眼の
- ☐☐ 眼球運動の，動眼神経の
- ☐☐ 動眼の，注視の

眼
- ☐☐ 眼科学
- ☐☐ 眼筋麻痺
- ☐☐ 検眼鏡

角膜
- ☐☐ 角膜切除（術）
- ☐☐ 角膜炎
- ☐☐ 角膜症

COLUMN

「水晶体」と「角膜」の間を満たす液体を「眼房水」という。ちなみに、「水晶体」を意味する"lens"は、両凸レンズの形状から「ヒラマメ」"lentil"にたとえてこう名付けられた。

水晶体：lens（レンズ）
角膜：cornea（コーニア）
眼房水：aqueous humor（アクエアス ヒューマー）, intraocular fluid（イントラオキュラー フルーイド）

58 DISC 1 **-opia**
- ☐ ☐ amblyopia ― [アンブリ**オピア**]
- ☐ ☐ hyperopia ― [ハイパー**オピア**]
- ☐ ☐ myopia ― [マイ**オピア**]

59 DISC 1 **opto-**
- ☐ ☐ optokinetic ― [**オ**プトキ**ネ**ティック]
- ☐ ☐ optometry ― [オプ**ト**メトリー]
- ☐ ☐ optotypes ― [**オ**プトタイプス]

60 DISC 1 **optic(o)-**
- ☐ ☐ optics ― [**オ**プティックス]
- ☐ ☐ optician ― [オプ**ティ**シャン]
- ☐ ☐ opticociliary ― [**オ**プティコ**シ**リアリー]

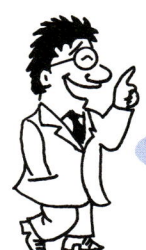

Get a Hint!

hyper-　過剰　(p.100)

視覚
- ☐ ☐ 弱視
- ☐ ☐ 遠視
- ☐ ☐ 近視

視覚, 光学
- ☐ ☐ 視動性の
- ☐ ☐ 検眼
- ☐ ☐ 視力表

視覚, 光学
- ☐ ☐ 光学
- ☐ ☐ 眼鏡士
- ☐ ☐ 視神経毛様体の

COLUMN

眼に入った光は「虹彩」で量の調節が行われ,「瞳孔」を通って「網膜」に像を結ぶ。「虹彩」を表す"iris"は, ギリシア神話の虹の女神イリスにちなんで付けられた名前。

虹彩:iris (アイリス)　　網膜:retina (レティナ)
瞳孔:pupil (ピュービル), pupilla (ピュピラ)

9 血液

61 DISC 1 -emia
- ☐☐ anemia ―――――――――――――――― [アニーミア]
- ☐☐ ischemia ―――――――――――――――[イスキーミア]
- ☐☐ leukemia ―――――――――――――― [ルーキーミア]

62 DISC 1 hemat(o)-
- ☐☐ hematemesis ――――――――――[ヒーマテメシス]
- ☐☐ hematoma ―――――――――――――[ヒーマトウマ]
- ☐☐ hematuria ――――――――――――― [ヒーマトゥーリア]

63 DISC 1 hemo-
- ☐☐ hemoglobin ―――――――――――― [ヒーモグロウビン]
- ☐☐ hemophilia ――――――――――――[ヒーモフィリア]
- ☐☐ hemorrhage ――――――――――――― [ヘモリッジ]

64 DISC 1 plasm(a)-
- ☐☐ plasmatic ――――――――――――― [プラズマティック]
- ☐☐ plasmapheresis ―――――――――[プラズマフェリーシス]
- ☐☐ plasmid ――――――――――――――― [プラズミド]

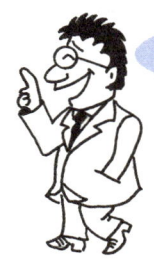

Get a Hint!

a- なし（無，不，非）(p.100)　　ure(a)- 尿素，尿 (p.30)
leuk(o)- 白血球 (p.46)　　-philia 傾向，好み (p.88)
-oma 腫瘍，新生物 (p.76)　　-rrhagia 異常出血，過剰漏出 (p.92)

血液
- ☐☐ 貧血
- ☐☐ 虚血
- ☐☐ 白血病

血液
- ☐☐ 吐血
- ☐☐ 血腫
- ☐☐ 血尿

血液
- ☐☐ ヘモグロビン
- ☐☐ 血友病
- ☐☐ 出血，出血する

血漿，プラスマ
- ☐☐ 血漿の，プラスマの
- ☐☐ 血漿瀉血
- ☐☐ 核外遺伝子，プラスミド

COLUMN

"hemo-" の派生語として，「血友病患者」"hemophiliac" や「内出血」"internal hemorrhage"，「出血性の，出血を伴う」"hemorrhagic" などがよく使われる。ウイルス感染から起こる「出血熱」は，エボラ出血熱やラッサ熱，クリミア・コンゴ出血熱などが代表的。

血友病患者：hemophiliac (ヘモフィリアック)
内出血：internal hemorrhage (インターナル ヘモリッジ)
出血性の，出血を伴う：hemorrhagic (ヘモラジック)
出血熱：hemorrhagic fever (ヘモラジック フィーヴァー)

65 DISC 1

thrombo-
- ☐ ☐ thrombosis ―――――――――――― [ソロン**ボウ**シス]
- ☐ ☐ thrombolysis ―――――――――― [ソロン**ボ**リシス]
- ☐ ☐ thrombocytopenia ――――― [ソロンボサイト**ピー**ニア]

66 DISC 1

erythro-
- ☐ ☐ erythrocyte ―――――――――――― [エ**リ**スロサイト]
- ☐ ☐ erythroid ――――――――――――― [エ**リ**スロイド]
- ☐ ☐ erythropoietin ―――――――― [エリスロ**ポイ**エティン]

67 DISC 1

leuk(o)-
- ☐ ☐ leukocyte ――――――――――――― [**ルー**コサイト]
- ☐ ☐ leukemia ――――――――――――― [ルー**キー**ミア]
- ☐ ☐ leukocytosis ――――――――― [**ルー**コサイト**ウ**シス]

68 DISC 1

granulo-
- ☐ ☐ granulocyte ――――――――――― [グ**ラ**ニューロサイト]
- ☐ ☐ granulocytopenia ――――― [グ**ラ**ニューロサイト**ピー**ニア]
- ☐ ☐ granuloma ―――――――――――― [グラニュー**ロウ**マ]

Get a Hint!

-osis　疾病の過程，状態　(p.96)　　-oid　類似　(p.102)
cyto-　細胞　(p.72)　　　　　　　　-emia　血液　(p.44)
-penia　欠乏　(p.100)　　　　　　　-oma　腫瘍，新生物　(p.76)
-cyte　細胞　(p.72)

凝固，トロンビン
- □ □ 血栓症
- □ □ 血栓溶解
- □ □ 血小板減少（症）

赤
- □ □ 赤血球
- □ □ 赤血球の
- □ □ エリスロポエチン

白血球
- □ □ 白血球
- □ □ 白血病
- □ □ 白血球増加（症）

顆粒
- □ □ 顆粒球
- □ □ 顆粒球減少（症）
- □ □ 肉芽腫

COLUMN

「白血球」は，「好中球」，「好酸球」，「好塩基球」などの「顆粒球」と，「リンパ球」，「単球」の「無顆粒球」からできている。「好酸球」は「エオシン」"eosin" などの染料に染まりやすいことから，"eosin" とギリシア語の「愛する（人），親愛なる（人）」を意味する "philos"（p.89 COLUMN 参照）を組み合わせて作られた。

好中球：neutrophil（ニュートロフィル）
好酸球：eosinophil（エオシノフィル）
好塩基球：basophil（ベイソフィル）
リンパ球：lymphocyte（リンフォサイト）
単球：monocyte（モノサイト）
無顆粒球：agranulocyte（アグラニューロサイト）
エオシン：eosin（イーオシン）

10 内分泌

69 DISC 1
thyro-
- ☐ ☐ thyroid ―――――――――――― [**サイ**ロイド]
- ☐ ☐ thyroiditis ―――――――――― [サイロイ**ダイ**ティス]
- ☐ ☐ thyroidectomy ―――――――― [サイロイ**デク**トミー]

70 DISC 1
adren(o)-
- ☐ ☐ adrenic ―――――――――――― [アド**リ**ニック]
- ☐ ☐ adrenalectomy ―――――――― [アドリナ**レク**トミー]
- ☐ ☐ adrenocortical ――――――― [アドリノ**コー**ティカ_ル]

71 DISC 1
adeno-
- ☐ ☐ adenocarcinoma ―――――― [**ア**デノカーシ**ノウ**マ]
- ☐ ☐ adenopathy ――――――――― [アデ**ノ**パスィー]
- ☐ ☐ adenoid ―――――――――――― [**ア**デノイド]

Get a Hint!

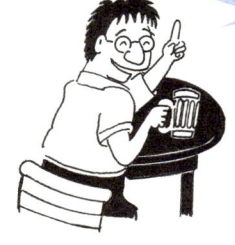

-oid 類似 (p.102)　　　carcino- 癌 (p.76)
-itis 炎症 (p.94)　　　-oma 腫瘍, 新生物 (p.76)
-ectomy 外科切除(術) (p.86)　　-pathy 病気 (p.96)

甲状腺
- ☐ ☐ 甲状の
- ☐ ☐ 甲状腺炎
- ☐ ☐ 甲状腺摘出（術）

副腎
- ☐ ☐ 副腎の
- ☐ ☐ 副腎摘出（術）
- ☐ ☐ 副腎皮質の

腺
- ☐ ☐ 腺癌
- ☐ ☐ アデノパシー
- ☐ ☐ アデノイド，腺様の

COLUMN

甲状腺ホルモンには「トリヨードサイロニン（T_3）」と「サイロキシン（T_4）」があり，これらの分泌は「甲状腺刺激ホルモン（TSH）」によって促進される。ちなみに，「甲状」を表す "thyroid" は，その形状からギリシア語で「盾に似た」という意味を持つ "thyreoeidēs" が発展して作られた言葉。

トリヨードサイロニン：triiodothyronine（T_3）
サイロキシン：thyroxine（T_4）
甲状腺刺激ホルモン：thyroid-stimulating hormone（TSH）

11 リンパ・免疫

72 DISC 1
lymph(o)-
- ☐☐ lymphocyte -------------------------------- [**リ**ンフォサイト]
- ☐☐ lymphoma -------------------------------- [リン**フォウ**マ]
- ☐☐ lymphadenectomy -------------- [リンファデ**ネ**クトミー]

73 DISC 1
splen(o)-
- ☐☐ splenic -------------------------------- [スプ**リー**ニック]
- ☐☐ splenectomy -------------------------- [スプリ**ネ**クトミー]
- ☐☐ splenomegaly -------------------- [スプリノ**メ**ガリー]

74 DISC 1
thym(o)-
- ☐☐ thymectomy ------------------------- [サイ**メ**クトミー]
- ☐☐ thymocyte -------------------------------- [**サイ**モサイト]
- ☐☐ thymoma ----------------------------------- [サイ**モウ**マ]

75 DISC 1
immuno-
- ☐☐ immunodeficiency -------- [**イ**ミュノデ**フィ**シェンシー]
- ☐☐ immunotherapy ------------------- [**イ**ミュノ**セ**ラピー]
- ☐☐ immunosuppression -------- [**イ**ミュノサプ**レ**ッション]

Get a Hint!

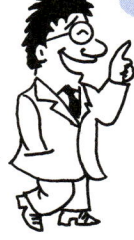

-cyte　細胞　(p.72)
-oma　腫瘍, 新生物　(p.76)
-ectomy　外科切除 (術)　(p.86)
-megaly　大きい　(p.106)

リンパ
- ☐☐ リンパ球
- ☐☐ リンパ腫
- ☐☐ リンパ節切除（術）

脾臓
- ☐☐ 脾臓の
- ☐☐ 脾臓摘出（術）
- ☐☐ 巨脾症

胸腺
- ☐☐ 胸腺摘出（術）
- ☐☐ 胸腺細胞
- ☐☐ 胸腺腫

免疫
- ☐☐ 免疫不全
- ☐☐ 免疫療法
- ☐☐ 免疫抑制

COLUMN

T細胞は「胸腺」で分化し，「細胞性免疫」に関与するのに対し，B細胞は「骨髄」で分化し，「体液性免疫」に関与する。T細胞の作用を抑制する「免疫抑制剤」には，シクロスポリンなどがある。

胸腺：thymus（サイマス）
細胞性免疫：cellular immunity（セリュラー イミュニティ）
骨髄：bone marrow（ボウン マロウ）
体液性免疫：humoral immunity（ヒューモラル イミュニティ）
免疫抑制剤：immunosuppressant（イミュノサプレッサント）

練習問題（Chapters 5〜11）

1. 次の英単語の意味をa〜tの中から選びましょう。

(1) prostatolith _____   (a) 咽頭炎
(2) ocular _____   (b) 眼筋麻痺
(3) vaginal _____   (c) 腎炎
(4) optometry _____   (d) 脾臓の
(5) nephropathy _____   (e) 小嚢，小疱，嚢
(6) cystoscopy _____   (f) 検眼
(7) hemorrhage _____   (g) 機能性子宮出血
(8) vesicle _____   (h) 子宮の
(9) pharyngitis _____   (i) 喉頭炎
(10) otorrhea _____   (j) 眼の
(11) hysteroscope _____   (k) 腎症
(12) ophthalmoplegia _____   (l) 尿道形成（術）
(13) menometrorrhagia _____ (m) 出血，出血する
(14) urethroplasty _____   (n) 子宮鏡
(15) splenic _____   (o) 子宮炎
(16) nephritis _____   (p) 尿素の
(17) ureic _____   (q) 前立腺結石
(18) laryngitis _____   (r) 耳漏
(19) uterine _____   (s) 膣の，鞘の
(20) metritis _____   (t) 膀胱鏡検査

右ページの解答
2. (1) 角膜切除（術） (2) 胸腺細胞 (3) 閉経（期） (4) 弱視 (5) 排尿 (6) 鼻漏
   (7) 尿道炎 (8) 白血病
3. (1) immunotherapy (2) tonsillitis (3) thrombosis (4) tympanic
   (5) rhinitis (6) adenocarcinoma (7) lymphocyte (8) hysterectomy

2．次の英語を日本語に訳しましょう。

(1) keratectomy　　_____
(2) thymocyte　　_____
(3) menopause　　_____
(4) amblyopia　　_____
(5) urination　　_____
(6) rhinorrhea　　_____
(7) urethritis　　_____
(8) leukemia　　_____

3．次の日本語を英語に訳しましょう。

(1) 免疫療法　　_____
(2) 扁桃炎　　_____
(3) 血栓症　　_____
(4) 鼓膜の　　_____
(5) 鼻炎　　_____
(6) 腺癌　　_____
(7) リンパ球　　_____
(8) 子宮摘出（術）　　_____

左ページの解答
1. (1) q (2) j (3) s (4) f (5) k (6) t (7) m (8) e (9) a (10) r (11) n
   (12) b (13) g (14) l (15) d (16) c (17) p (18) i (19) h (20) o

76 聞き取り問題（Chapters 1～11）

CDを聞いて英語を書き取り，日本語訳を付けましょう。

	英語	日本語
(1)		
(2)		
(3)		
(4)		
(5)		
(6)		
(7)		
(8)		
(9)		
(10)		
(11)		
(12)		
(13)		
(14)		
(15)		
(16)		
(17)		
(18)		
(19)		
(20)		

	英語	日本語
(21)		
(22)		
(23)		
(24)		
(25)		
(26)		
(27)		
(28)		
(29)		
(30)		
(31)		
(32)		
(33)		
(34)		
(35)		
(36)		
(37)		
(38)		
(39)		
(40)		

Sidebar

1. 脳・神経
2. 心・血管
3. 呼吸器
4. 消化器
- 練習問題
5. 泌尿器・生殖器
6. 婦人科
7. 耳鼻・咽喉
8. 眼
9. 血液
10. 内分泌
11. リンパ・免疫
- 練習問題
- 聞き取り問題
12. 頭部
13. 口腔
14. 胸部
15. 腹部
16. 骨・筋肉
17. 皮膚・関節
18. 細胞・組織
- 練習問題
19. 物質・性質
20. 行為・人
21. 病状・病変
22. 状態・程度
23. 位置・場所
- 練習問題
- 聞き取り問題

	英語	日本語
(41)		
(42)		
(43)		
(44)		
(45)		
(46)		
(47)		
(48)		
(49)		
(50)		
(51)		
(52)		
(53)		
(54)		
(55)		
(56)		
(57)		
(58)		
(59)		
(60)		

解 答

(1) nephrectomy	腎摘出（術）	(31) immunosuppression	免疫抑制
(2) optics	光学	(32) oculogyric	動眼の，注視の
(3) plasmapheresis	血漿瀉血	(33) meningitis	髄膜炎
(4) pharyngeal	咽頭の	(34) leukocytosis	白血球増加（症）
(5) hematemesis	吐血	(35) tympanotomy	鼓膜切開（術）
(6) pyelography	腎盂造影	(36) adenoid	アデノイド，腺様の
(7) lymphoma	リンパ腫	(37) keratopathy	角膜症
(8) esophagospasm	食道痙攣	(38) arteriosclerosis	動脈硬化（症）
(9) aortitis	大動脈炎	(39) optician	眼鏡士
(10) renovascular	腎血管の	(40) neurasthenia	神経衰弱
(11) vesical	膀胱の	(41) myopia	近視
(12) tonsillar	扁桃の	(42) granulocytopenia	顆粒球減少（症）
(13) rhinolalia	鼻声	(43) laryngoscope	喉頭鏡
(14) ileal	回腸の	(44) vasculogenesis	脈管形成
(15) ischemia	虚血	(45) cerebellopontine	小脳橋の
(16) thyroid	甲状の	(46) vasoconstriction	血管収縮
(17) ureteritis	尿管炎	(47) rectosigmoid	直腸S状結腸
(18) prostatomegaly	前立腺肥大	(48) urethral	尿道の
(19) biliary	胆汁の，胆管の	(49) keratitis	角膜炎
(20) thrombocytopenia	血小板減少（症）	(50) paresthesia	感覚異常
(21) cystitis	膀胱炎	(51) hemophilia	血友病
(22) pancreatopathy	膵疾患	(52) gastroptosis	胃下垂
(23) pneumothorax	気胸	(53) hepatoma	肝癌
(24) erythropoietin	エリスロポエチン	(54) enterocele	腸ヘルニア
(25) otorhinolaryngology	耳鼻咽喉科学	(55) tracheoesophageal	気管食道の
(26) adrenic	副腎の	(56) ovariectomy	卵巣摘出（術）
(27) splenectomy	脾臓摘出（術）	(57) spondylolisthesis	脊椎すべり症
(28) encephalomyelitis	脳脊髄炎	(58) uremia	尿毒症
(29) thymoma	胸腺腫	(59) colorectal	結腸直腸の
(30) proctology	直腸病学，肛門病学	(60) phlebitis	静脈炎

1. 脳・神経
2. 心・血管
3. 呼吸器
4. 消化器
練習問題
5. 泌尿器・生殖器
6. 婦人科
7. 耳鼻・咽喉
8. 眼
9. 血液
10. 内分泌
11. リンパ・免疫
練習問題
聞き取り問題
12. 頭部
13. 口腔
14. 胸部
15. 腹部
16. 骨・筋肉
17. 皮膚・関節
18. 細胞・組織
練習問題
19. 物質・性質
20. 行為・人
21. 病状・病変
22. 状態・程度
23. 位置・場所
練習問題
聞き取り問題

57

12 頭部

cephal(o)- (DISC 2-1)
- ☐☐ cephalocele ……………………… [**セ**ファロ**シ**ール]
- ☐☐ cephalalgia ……………………… [セファ**ラ**ルジア]
- ☐☐ hydrocephalus ………………… [ハイドロ**セ**ファラス]

crani(o)- (DISC 2-2)
- ☐☐ cranial ………………………………… [ク**レイ**ニアル]
- ☐☐ cranioschisis ………………………… [ク**レイ**ニ**オ**スカシス]
- ☐☐ craniostenosis ……………… [ク**レイ**ニオステ**ノウ**シス]

cervic(o)- (DISC 2-3)
- ☐☐ cervical ……………………………… [**サ**ーヴィカル]
- ☐☐ cervicitis ………………………… [サーヴィ**サイ**ティス]
- ☐☐ cervicothoracic …………… [**サ**ーヴィコソー**ラ**シック]

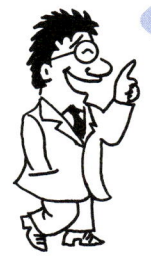

Get a Hint!

-cele　腫脹, ヘルニア （p.92）
-algia　痛み （p.94）
hydro-　水 （p.82）

-osis　疾病の過程, 状態 （p.96）
-itis　炎症 （p.94）
thorac(o)-　胸郭 （p.62）

頭
- ☐☐ 頭瘤
- ☐☐ 頭痛
- ☐☐ 水頭症

頭蓋
- ☐☐ 頭の
- ☐☐ 頭蓋（披）裂
- ☐☐ 狭頭症

頸部，くび
- ☐☐ 頸部の，くびの
- ☐☐ 子宮頸管炎
- ☐☐ 頸胸の

COLUMN

その昔,「頭蓋」は「死や不滅」,「天空」などの象徴と考えられていた。

頭蓋：cranium（クレイニアム）（複数形は crania（クレイニア）），skull（スカル）

13 口腔

DISC 2 / 4

stomat(o)-
- ☐ ☐ stomatitis ―――――――――――― [ストマ**タイ**ティス]
- ☐ ☐ stomatology ――――――――――― [ストマ**ト**ロジー]
- ☐ ☐ stomatorrhagia ――――――――― [ス**ト**マト**レイ**ジア]

DISC 2 / 5

gloss(o)-
- ☐ ☐ glossitis ――――――――――――― [グロッ**サイ**ティス]
- ☐ ☐ glossodynia ――――――――――― [グ**ロッ**ソ**ディ**ニア]
- ☐ ☐ glossopharyngeal ――――――― [グ**ロッ**ソファ**リ**ンジール]

Get a Hint!

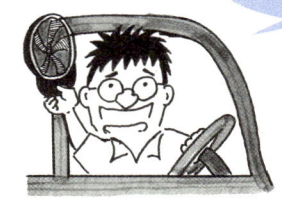

-itis　炎症　(p.94)
-rrhagia　異常出血，過剰漏出　(p.92)
-ia　状態，条件　(p.108)
pharyng(o)-　咽頭　(p.36)

口腔
- ☐ ☐ 口内炎
- ☐ ☐ 口腔病学
- ☐ ☐ 口内出血,歯肉出血

舌,言語
- ☐ ☐ 舌炎
- ☐ ☐ 舌痛
- ☐ ☐ 舌咽の

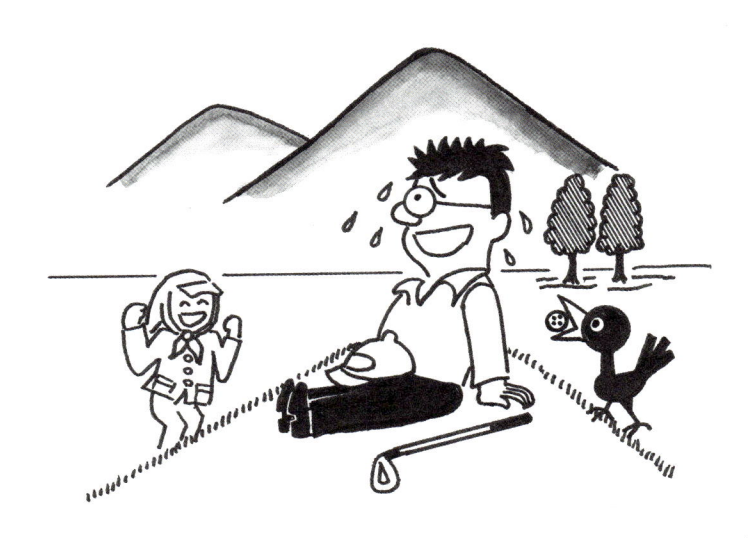

COLUMN

「口蓋垂」は口の中にぶら下がっている様子から,ラテン語の「葡萄」"uva" にちなんで "uvula of soft palate" と呼ばれるようになった。

口蓋垂:uvula of soft palate, uvula palatina
(ユーヴュラ オヴ ソフト パラット / ユーヴュラ パラティーナ)

14 胸部

thorac(o)-
- ☐ ☐ thoracentesis ―――――――― [**ソー**ラセン**ティー**シス]
- ☐ ☐ thoracoabdominal ―――――― [**ソー**ラコアブ**ド**ミナﾙ]
- ☐ ☐ thoracoscope ――――――――― [**ソー**ラコスコウプ]

pleur(o)-
- ☐ ☐ pleural ――――――――――――― [**プルー**アﾙ]
- ☐ ☐ pleurisy ―――――――――――― [**プル**リシー]
- ☐ ☐ pleurodesis ――――――――― [プル**ロー**ディシス]

mamm(o)-
- ☐ ☐ mammary ――――――――――――― [**マ**マリー]
- ☐ ☐ mammography ―――――――――― [マ**モ**グラフィー]
- ☐ ☐ mammoplasty/mamma~ ―― [**マ**モプラスティー／**マ**マ~]

mast(o)-
- ☐ ☐ mastectomy ―――――――――― [マス**テ**クトミー]
- ☐ ☐ mastitis ――――――――――― [マス**タイ**ティス]
- ☐ ☐ mastopathy ―――――――――― [マス**ト**パスィー]

Get a Hint!

-centesis　穿刺（術）　(p.86)　　-ectomy　外科切除（術）　(p.86)
abdomin(o)-　腹　(p.64)　　　　　-itis　炎症　(p.94)
-plasty　形成，移植　(p.88)　　　-pathy　病気　(p.96)

胸郭
- □ □ 胸腔穿刺（術）
- □ □ 胸腹の
- □ □ 胸腔鏡

胸膜，肋骨
- □ □ 胸膜の
- □ □ 胸膜炎
- □ □ 胸膜癒着（術）

乳房
- □ □ 乳房の
- □ □ マンモグラフィ
- □ □ 乳房形成（術）

乳房
- □ □ 乳房切除（術）
- □ □ 乳腺炎
- □ □ 乳腺症

COLUMN

「脳下垂体」から分泌されるホルモンのうち，「黄体刺激ホルモン（プロラクチン）」は乳汁の分泌を，「オキシトシン」は乳汁の射出を促進する。また，「オキシトシン」は子宮収縮作用もあることから，陣痛促進や分娩後の弛緩出血の防止にも使われている。

脳下垂体：pituitary gland, hypophysis（ピテュイタリー グランド，ハイポフィシス）
黄体刺激ホルモン（プロラクチン）：prolactin（プロラクティン）（PRL）
オキシトシン：oxytocin（オキシトウシン）（OXT）

15 腹部

DISC 2 — 10

abdomin(o)-
- ☐☐ abdominal ……………………………… [アブ**ド**ミナ_ル]
- ☐☐ abdominoplasty …………… [アブ**ド**ミノプラスティー]
- ☐☐ abdominopelvic …………… [アブ**ド**ミノ**ペ**ルヴィック]

DISC 2 — 11

laparo-
- ☐☐ laparotomy ………………………… [**ラ**パ**ロ**トミー]
- ☐☐ laparoscope ……………………… [**ラ**パ**ロ**スコウプ]
- ☐☐ laparoscopy ……………………… [**ラ**パ**ロ**スコピー]

DISC 2 — 12

peritone(o)-
- ☐☐ peritoneal ……………………………… [**ペ**リト**ニ**ール]
- ☐☐ peritonitis ……………………………[**ペ**リト**ナイ**ティス]
- ☐☐ peritoneopexy …………………… [**ペ**リト**ニ**オペクシー]

DISC 2 — 13

omphal(o)-
- ☐☐ omphalocele ………………………… [**オ**ンファロシール]
- ☐☐ omphalitis ……………………………[**オ**ンファ**ライ**ティス]
- ☐☐ omphalotomy ………………………… [**オ**ンファ**ロ**トミー]

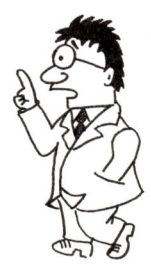

Get a Hint!

-plasty　形成，移植　(p.88)　　-itis　炎症　(p.94)
pelv(i)-　骨盤　(p.66)　　-pexy　固定　(p.88)
-tomy　切開術　(p.86)　　-cele　腫脹，ヘルニア　(p.92)

腹
- ☐ ☐ 腹部の
- ☐ ☐ 腹壁形成（術）
- ☐ ☐ 腹骨盤の

腰，脇腹
- ☐ ☐ 開腹手術
- ☐ ☐ 腹腔鏡
- ☐ ☐ 腹腔鏡検査

腹膜
- ☐ ☐ 腹膜の
- ☐ ☐ 腹膜炎
- ☐ ☐ 腹膜固定（術）

臍
- ☐ ☐ 臍帯ヘルニア
- ☐ ☐ 臍炎
- ☐ ☐ 臍帯切断（術）

COLUMN

「腰，脇腹」を表す"laparo-"の語源は"laparos"。この言葉には「柔らかい，たるんだ」という意味があり，どことなくおなか周りの感触を彷彿させる。

16 骨・筋肉

DISC 2 - 14

ossi-
- ☐ ☐ ossification ―――――――――― [**オ**シフィ**ケイ**ション]
- ☐ ☐ ossicle ―――――――――――――― [**オ**シクル]
- ☐ ☐ ossify ―――――――――――――― [**オ**シファイ]

DISC 2 - 15

osteo-
- ☐ ☐ osteocyte ―――――――――――― [**オ**スティオ**サ**イト]
- ☐ ☐ osteoporosis ―――――――――― [**オ**スティオポ**ロウ**シス]
- ☐ ☐ osteosarcoma ―――――――――― [**オ**スティオサー**コウ**マ]

DISC 2 - 16

pelv(i)-
- ☐ ☐ pelvic ―――――――――――――― [**ペ**ルヴィック]
- ☐ ☐ pelvimetry ―――――――――――― [ペル**ヴィ**メトリー]
- ☐ ☐ pelvioperitonitis ―――――― [**ペ**ルヴィオペリト**ナイ**ティス]

DISC 2 - 17

chondr(o)-
- ☐ ☐ chondritis ―――――――――――― [コンド**ラ**イティス]
- ☐ ☐ chondroma ―――――――――――― [コンド**ロウ**マ]
- ☐ ☐ chondromalacia ――――――――― [**コ**ンドロマ**レイ**シア]

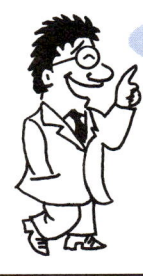

Get a Hint!

-cyte 細胞 (p.72)
-osis 疾病の過程，状態 (p.96)
sarco- 筋肉物質，肉類 (p.68)
-oma 腫瘍，新生物 (p.76)

peritone(o)- 腹膜 (p.64)
-itis 炎症 (p.94)
-malacia 軟化 (p.104)

骨
- ☐☐ 骨形成，骨化
- ☐☐ 小骨
- ☐☐ 骨形成する

骨
- ☐☐ 骨細胞
- ☐☐ 骨粗鬆症
- ☐☐ 骨肉腫

骨盤
- ☐☐ 骨盤の
- ☐☐ 骨盤計測
- ☐☐ 骨盤腹膜炎

軟骨
- ☐☐ 軟骨炎
- ☐☐ 軟骨腫
- ☐☐ 軟骨軟化（症）

COLUMN

「骨」を表す2つの接頭辞"ossi-"と"osteo-"はそれぞれ，ラテン語の"os"，ギリシア語の"osteon"に起源を持つ。骨は「骨芽細胞」と「破骨細胞」によってバランスが保たれているが，「破骨細胞」が優位になると「骨粗鬆症」になる。

骨：bone（ボウン）
破骨細胞：osteoclast（オスティオクラスト）
骨芽細胞：osteoblast（オスティオブラスト）

myo-
DISC 2 — 18
- ☐ ☐ myoblast ──────────────── [**マイ**オブラスト]
- ☐ ☐ myocarditis ─────────── [**マイ**オカー**ダイ**ティス]
- ☐ ☐ myocyte ───────────────── [**マイ**オサイト]

sarco-
DISC 2 — 19
- ☐ ☐ sarcoidosis ────────────── [サーコイ**ドウ**シス]
- ☐ ☐ sarcoma ─────────────────── [サー**コウ**マ]
- ☐ ☐ sarcolemma ──────────────── [**サーコレ**ンマ]

teno-
DISC 2 — 20
- ☐ ☐ tenosynovitis ───────── [**テ**ノシノ**ヴァイ**ティス]
- ☐ ☐ tenodesis ────────────────── [**テ**ノディシス]
- ☐ ☐ tenotomy ──────────────────── [**テ**ノトミー]

Get a Hint!

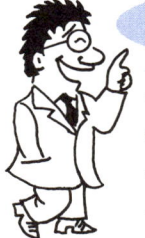

-blast　芽細胞　(p.72)
cardio-　心臓　(p.12)
-itis　炎症　(p.94)
-cyte　細胞　(p.72)

-oid　類似　(p.102)
-osis　疾病の過程，状態　(p.96)
-oma　腫瘍，新生物　(p.76)
-tomy　切開術　(p.86)

筋肉
- ☐☐ 筋芽細胞
- ☐☐ 心筋炎
- ☐☐ 筋細胞

筋肉物質，肉類
- ☐☐ 類肉腫症，サルコイドーシス
- ☐☐ 肉腫
- ☐☐ 筋細胞膜

腱
- ☐☐ 腱鞘炎，腱滑膜炎
- ☐☐ 腱固定（術）
- ☐☐ 腱切除（術）

COLUMN

"myo-"を使った派生語のうち，「心筋層」"myocardium"や「心筋の」"myocardial"はよく使われる言葉。ちなみに，「心筋」や「骨格筋」は「横紋筋」，「内臓筋」は「平滑筋」でできている。

心筋層：myocardium（マイオカーディアム）
　　　（複数形は myocardia（マイオカーディア））
心筋の：myocardial（マイオカーディアル）
心筋：cardiac muscle（カーディアック マッスル）

骨格筋：skeletal muscle（スケレタル マッスル）
横紋筋：striated muscle（ストライエイティッド マッスル）
内臓筋：visceral muscle（ヴィセラル マッスル）
平滑筋：smooth muscle（スムース マッスル）

17 皮膚・関節

DISC 2 – 21

dermat(o)-
- ☐ ☐ dermatitis ──────────── [ダーマ**タイ**ティス]
- ☐ ☐ dermatology ─────────── [ダーマ**ト**ロジー]
- ☐ ☐ dermatophyte ────────── [**ダーマ**トファイト]

DISC 2 – 22

arthr(o)-
- ☐ ☐ arthralgia ──────────── [アース**ラ**ルジア]
- ☐ ☐ arthritis ──────────── [アース**ライ**ティス]
- ☐ ☐ arthrodesis ─────────── [アース**ロ**ディシス]

Get a Hint!

-itis　炎症　(p.94)
-ia　状態, 条件　(p.108)
-algia　痛み　(p.94)

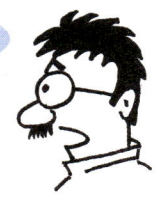

皮膚
- ☐ ☐ 皮膚炎
- ☐ ☐ 皮膚科学
- ☐ ☐ 皮膚糸状菌

関節
- ☐ ☐ 関節痛
- ☐ ☐ 関節炎
- ☐ ☐ 関節固定（術）

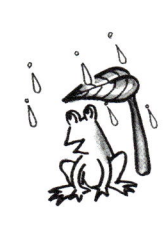

COLUMN

関節は形状により，「球関節」，「楕円関節」，「蝶番関節」，「鞍関節」，「車軸関節」などに分類される。

球関節：spheroidal joint, ball and socket joint, enarthrosis
　　　　（スフィアロイダル ジョイント　ボール アンド ソケット ジョイント　エナースロウシス）
楕円関節：ellipsoidal joint, articulatio ellipsoidea
　　　　（エリプソイダル ジョイント　アーティキュレイショ イリプソイディア）
蝶番関節：hinge joint, ginglymus
　　　　（ヒンジ ジョイント　ジングリマス）
鞍関節：saddle joint, articulatio sellaris
　　　　（サドル ジョイント　アーティキュレイショ セラリス）
車軸関節：pivot joint, articulatio trochoidea
　　　　（ピヴォット ジョイント　アーティキュレイショ トロコイディア）

18 細胞・組織

DISC 2 / 23

cyto-
- □ □ cytology　　　　　　　　　　　[サイ**ト**ロジー]
- □ □ cytoplasm　　　　　　　　　　[**サイ**トプラズム]
- □ □ cytokine　　　　　　　　　　　[**サイ**トカイン]

DISC 2 / 24

-cyte
- □ □ thrombocyte　　　　　　　　　[ソ**ロ**ンボサイト]
- □ □ granulocyte　　　　　　　　　[グ**ラ**ニューロサイト]
- □ □ lymphocyte　　　　　　　　　[**リ**ンフォサイト]

DISC 2 / 25

-blast
- □ □ angioblast　　　　　　　　　　[**ア**ンジオブラスト]
- □ □ neuroblast　　　　　　　　　　[**ニュー**ロブラスト]
- □ □ osteoblast　　　　　　　　　　[**オ**スティオブラスト]

DISC 2 / 26

fibr(o)-
- □ □ fibroma　　　　　　　　　　　[ファイブ**ロウ**マ]
- □ □ fibrinogen　　　　　　　　　　[ファイブ**リ**ノジェン]
- □ □ fibrinolysis　　　　　　　　　[ファイブリ**ノ**リシス]

Get a Hint!

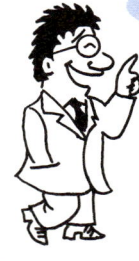

plasm(a)-　血漿, プラズマ　（p.44）
thrombo-　凝固, トロンビン　（p.46）
granulo-　顆粒　（p.46）
lymph(o)-　リンパ　（p.50）

angio-　血管, リンパ管　（p.12）
neur(o)-　神経　（p.8）
osteo-　骨　（p.66）
-oma　腫瘍, 新生物　（p.76）

細胞
- ☐ ☐ 細胞学
- ☐ ☐ 細胞質
- ☐ ☐ サイトカイン

細胞
- ☐ ☐ 血小板
- ☐ ☐ 顆粒球
- ☐ ☐ リンパ球

芽細胞
- ☐ ☐ 血管芽細胞
- ☐ ☐ 神経芽細胞
- ☐ ☐ 骨芽細胞

線維
- ☐ ☐ 線維腫
- ☐ ☐ フィブリノゲン
- ☐ ☐ フィブリン溶解

COLUMN

細胞には，「上皮細胞」，「神経細胞」，「線維芽細胞」，「骨細胞」，「筋細胞」などがある。「上皮」を意味する"epithelium"は，「上の，次の」という意味の接頭辞"epi-"（p.110参照）と，「乳頭」を意味するギリシア語"thēlē"が一緒になってできた言葉。もともとは乳頭の表面を覆う組織を指してこう呼ばれた。

上皮細胞：epithelial cell（エピセリアル セル）
神経細胞：neurocyte（ニューロサイト）
線維芽細胞：fibroblast（ファイブロブラスト）
骨細胞：osteocyte, bone cell（オスティオサイト，ボウン セル）
筋細胞：myocyte（マイオサイト）
上皮：epithelium（エピセリウム）

DISC 2 — 27

adipo-
- ☐ ☐ adipose ---------------------------------- [**ア**ディポウス]
- ☐ ☐ adiposis -------------------------------- [アディ**ポウ**シス]
- ☐ ☐ adipocyte------------------------------ [**ア**ディポサイト]

DISC 2 — 28

lipo-
- ☐ ☐ lipocyte--------------------------------- [**リ**ポサイト]
- ☐ ☐ lipoma ---------------------------------- [リ**ポウ**マ]
- ☐ ☐ lipoprotein ---------------------------- [リポプ**ロ**ティン]

DISC 2 — 29

toxico-
- ☐ ☐ toxicoid--------------------------------- [**ト**キシコイド]
- ☐ ☐ toxicology ---------------------------- [トキシ**コ**ロジー]
- ☐ ☐ toxicosis ------------------------------- [トキシ**コウ**シス]

Get a Hint!

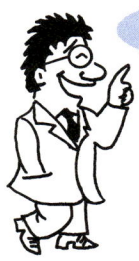

-osis　疾病の過程，状態　(p.96)
-cyte　細胞　(p.72)
-oma　腫瘍，新生物　(p.76)
-oid　類似　(p.102)

脂肪
- ☐☐ 脂肪の
- ☐☐ 脂肪過多, 肥満（症）
- ☐☐ 脂肪細胞

脂肪
- ☐☐ 脂肪細胞
- ☐☐ 脂肪腫
- ☐☐ リポ蛋白

毒物, 毒素
- ☐☐ 中毒様の
- ☐☐ 毒物学
- ☐☐ 中毒（症）

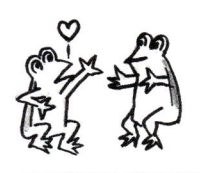

COLUMN

"toxico-" に使われている "toxi-" は，「毒」を表すほかに「弓矢」の意味も持つ。これは "toxikon" というギリシア語に由来し，古代ギリシアでは弓矢に毒を塗ったことが起源とされている。

carcino- (DISC 2, 30)
- ☐ ☐ carcinogen　[カーシノジェン]
- ☐ ☐ carcinoma　[カーシノウマ]
- ☐ ☐ carcinostatic　**[カーシノスタティック]**

-oma (DISC 2, 31)
- ☐ ☐ granuloma　[グラニューロウマ]
- ☐ ☐ hemangioma　[ヒーマンジオウマ]
- ☐ ☐ melanoma　[メラノウマ]

onco- (DISC 2, 32)
- ☐ ☐ oncogene　[オンコジーン]
- ☐ ☐ oncology　[オンコロジー]
- ☐ ☐ oncotherapy　[オンコセラピー]

Get a Hint!

granulo-　顆粒　(p.46)
hemo-　血液　(p.44)

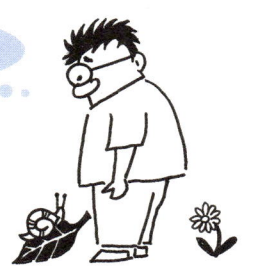

癌
- ☐☐ 発癌物質
- ☐☐ 癌（腫）
- ☐☐ 抗癌性の，抗癌剤

腫瘍，新生物
- ☐☐ 肉芽腫
- ☐☐ 血管腫
- ☐☐ 黒色腫，メラノーマ

腫瘍
- ☐☐ 癌遺伝子
- ☐☐ 腫瘍学
- ☐☐ 癌治療

COLUMN

「悪性新生物」には，上皮組織から発生する「癌（腫）」"carcinoma" と，非上皮性組織から発生する「肉腫」"sarcoma" がある。「癌」"cancer" は本来 "carcinoma" を指す言葉だが，「癌」のほかに「カニ」という意味もある。その理由には，乳癌で腫瘍細胞を取り巻く血管が脚を広げたカニの格好に似ていたから，癌がカニの甲のように硬いから，カニが食いついたら離れないように癌に侵されると治らないと思われたから，など諸説ある。

悪性新生物：malignant neoplasm（マリグナント ニオプラズム）　　癌：cancer（キャンサー）
肉腫：sarcoma（サーコウマ）

DISC 2 - 33
-genesis
- ☐ ☐ carcinogenesis ―――――― [**カーシノジェ**ネシス]
- ☐ ☐ morphogenesis ―――――― [モーフォ**ジェ**ネシス]
- ☐ ☐ agenesis ―――――――― [エイ**ジェ**ネシス]

DISC 2 - 34
-plasia
- ☐ ☐ hyperplasia ――――――― [ハイパー**プレイ**ジア]
- ☐ ☐ hypoplasia ――――――― [**ハイ**ポ**プレイ**ジア]
- ☐ ☐ dysplasia ―――――――― [ディス**プレイ**ジア]

DISC 2 - 35
-poiesis
- ☐ ☐ erythropoiesis ―――――― [エリスロポ**イー**シス]
- ☐ ☐ leukopoiesis ――――――― [**ルー**コポ**イー**シス]
- ☐ ☐ hemopoiesis ――――――― [ヒーモポ**イー**シス]

DISC 2 - 36
necro-
- ☐ ☐ necrosis ――――――――― [ネク**ロウ**シス]
- ☐ ☐ necrolysis ―――――――― [ネク**ロ**リシス]
- ☐ ☐ necrobiosis ―――――――― [**ネ**クロバイ**オウ**シス]

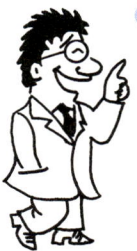

Get a Hint!

carcino- 癌 (p.76)
morpho- 形, 構造 (p.84)
a- なし (無, 不, 非) (p.100)
hyper- 過剰 (p.100)
hypo- 欠乏, 正常以下 (p.100)
dys- 異常 (p.98)
erythro- 赤 (p.46)
leuk(o)- 白血球 (p.46)
hemo- 血液 (p.44)
-osis 疾病の過程, 状態 (p.96)

発生
- ☐ ☐ 発癌
- ☐ ☐ 形態形成
- ☐ ☐ 無発育

（細胞の）形成
- ☐ ☐ 増殖
- ☐ ☐ 発育不全
- ☐ ☐ 異形成

生産
- ☐ ☐ 赤血球産生
- ☐ ☐ 白血球産生
- ☐ ☐ 造血

死，壊死
- ☐ ☐ 壊死
- ☐ ☐ 表皮壊死（症）
- ☐ ☐ 類壊死

COLUMN

細胞分裂は「細胞周期」に沿って，「G_1期」→「S期」→「G_2期」→「M期」と進行する。"G"は周期と周期の間の「ギャップ」"gap"，"S"は「合成」"synthesis"，"M"は「分裂」"mitosis"をそれぞれ表している。

細胞周期：cell cycle（セル サイクル）
ギャップ：gap（ギャップ）
合成：synthesis（シンセシス）
分裂：mitosis（マイトウシス）

練習問題（Chapters 12〜18）

1. 次の英単語の意味をa〜tの中から選びましょう。

(1) abdominopelvic	_____	(a)	関節固定（術）
(2) osteoporosis	_____	(b)	胸膜の
(3) sarcoma	_____	(c)	頭痛
(4) peritoneal	_____	(d)	乳腺炎
(5) arthrodesis	_____	(e)	骨粗鬆症
(6) lipoma	_____	(f)	胸腹の
(7) carcinogen	_____	(g)	臍帯ヘルニア
(8) cephalalgia	_____	(h)	腹膜炎
(9) stomatorrhagia	_____	(i)	腹膜の
(10) omphalocele	_____	(j)	狭頭症
(11) chondromalacia	_____	(k)	小骨
(12) ossicle	_____	(l)	舌痛
(13) mastitis	_____	(m)	細胞質
(14) myocarditis	_____	(n)	腹骨盤の
(15) craniostenosis	_____	(o)	脂肪腫
(16) glossodynia	_____	(p)	軟骨軟化（症）
(17) peritonitis	_____	(q)	心筋炎
(18) cytoplasm	_____	(r)	口内出血，歯肉出血
(19) thoracoabdominal	_____	(s)	肉腫
(20) pleural	_____	(t)	発癌物質

右ページの解答

2. (1) 癌遺伝子　(2) 舌炎　(3) 腹腔鏡　(4) 頸部の，くびの　(5) 頭蓋（披）裂
　　(6) 腹壁形成（術）　(7) 軟骨腫　(8) 筋芽細胞

3. (1) ossify　(2) cephalocele　(3) stomatitis　(4) necrosis
　　(5) adipocyte/lipocyte　(6) arthralgia　(7) granulocyte　(8) dermatitis

2. 次の英語を日本語に訳しましょう。

(1) oncogene　　＿＿＿＿＿＿＿＿＿＿＿＿＿＿＿＿＿＿

(2) glossitis　　＿＿＿＿＿＿＿＿＿＿＿＿＿＿＿＿＿＿

(3) laparoscope　　＿＿＿＿＿＿＿＿＿＿＿＿＿＿＿＿＿＿

(4) cervical　　＿＿＿＿＿＿＿＿＿＿＿＿＿＿＿＿＿＿

(5) cranioschisis　　＿＿＿＿＿＿＿＿＿＿＿＿＿＿＿＿＿＿

(6) abdominoplasty　　＿＿＿＿＿＿＿＿＿＿＿＿＿＿＿＿＿＿

(7) chondroma　　＿＿＿＿＿＿＿＿＿＿＿＿＿＿＿＿＿＿

(8) myoblast　　＿＿＿＿＿＿＿＿＿＿＿＿＿＿＿＿＿＿

3. 次の日本語を英語に訳しましょう。

(1) 骨形成する　　＿＿＿＿＿＿＿＿＿＿＿＿＿＿＿＿＿＿

(2) 頭瘤　　＿＿＿＿＿＿＿＿＿＿＿＿＿＿＿＿＿＿

(3) 口内炎　　＿＿＿＿＿＿＿＿＿＿＿＿＿＿＿＿＿＿

(4) 壊死　　＿＿＿＿＿＿＿＿＿＿＿＿＿＿＿＿＿＿

(5) 脂肪細胞　　＿＿＿＿＿＿＿＿＿＿＿＿＿＿＿＿＿＿

(6) 関節痛　　＿＿＿＿＿＿＿＿＿＿＿＿＿＿＿＿＿＿

(7) 顆粒球　　＿＿＿＿＿＿＿＿＿＿＿＿＿＿＿＿＿＿

(8) 皮膚炎　　＿＿＿＿＿＿＿＿＿＿＿＿＿＿＿＿＿＿

左ページの解答

1. (1) n　(2) e　(3) s　(4) i　(5) a　(6) o　(7) t　(8) c　(9) r　(10) g　(11) p　(12) k　(13) d　(14) q　(15) j　(16) l　(17) h　(18) m　(19) f　(20) b

19 物質・性質

DISC 2 37

hydro-
- ☐ ☐ hydrocele -------------------------------- [**ハイドロ**シール]
- ☐ ☐ hydrocephalus -------------------- [**ハイドロセ**ファラス]
- ☐ ☐ hydrogen -------------------------------[**ハイドロ**ジェン]

DISC 2 38

muco-
- ☐ ☐ mucoid ----------------------------------- [**ミュー**コイド]
- ☐ ☐ mucous -------------------------------------- [**ミュー**カス]
- ☐ ☐ mucosa -------------------------------- [ミュー**コウ**サ]

DISC 2 39

sial(o)-
- ☐ ☐ sialadenitis ---------------------- [**サイア**ラデ**ナイ**ティス]
- ☐ ☐ sialolithiasis -------------------- [**サイア**ロリ**サイア**シス]
- ☐ ☐ sialagogue -------------------------------- [サイ**ア**ラゴグ]

DISC 2 40

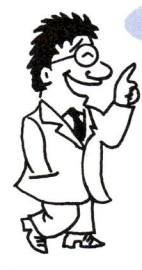

-trophy
- ☐ ☐ atrophy ---------------------------------- [**ア**トロフィー]
- ☐ ☐ dystrophy ----------------------------[**ディ**ストロフィー]
- ☐ ☐ hypertrophy ---------------------- [ハイ**パー**トロフィー]

Get a Hint!

-cele　腫脹，ヘルニア （p.92）
cephal(o)-　頭 （p.58）
-oid　類似 （p.102）
adeno-　腺 （p.48）

-itis　炎症 （p.94）
lith(o)-　石，石灰化 （p.84）
a-　なし（無，不，非） （p.100）
dys-　異常 （p.98）
hyper-　過剰 （p.100）

水
- □ □ 水腫, 水瘤
- □ □ 水頭症
- □ □ 水素

粘液
- □ □ 粘液状の, ムコイド
- □ □ 粘液 (性) の
- □ □ 粘膜

唾液
- □ □ 唾液腺炎
- □ □ 唾石症
- □ □ 唾液促進の, 催唾薬

栄養, 食物
- □ □ 萎縮 (症), 無栄養 (症)
- □ □ 栄養失調 (症), ジストロフィ
- □ □ 肥大, 栄養過度

COLUMN

唾液を分泌する「大唾液腺」には,「耳下腺」,「顎下腺」,「舌下腺」の3つがある。

大唾液腺：major salivary glands (メイジャー サリヴァリー グランズ)
耳下腺：parotid gland (パロティッド グランド)
顎下腺：submandibular gland, submaxillary gland (サブマンディビュラー グランド, サブマキシラリー グランド)
舌下腺：sublingual gland (サブリングァル グランド)

thermo-
- ☐ ☐ thermoduric ─────────────── [サーモ**デュ**リック]
- ☐ ☐ thermograph ─────────────── [**サーモ**グラフ]
- ☐ ☐ thermocoagulation ──────── [**サーモ**コアギュ**レイ**ション]

lith(o)-
- ☐ ☐ lithotomy ─────────────── [リ**ソ**トミー]
- ☐ ☐ lithogenesis ───────────── [リソ**ジェ**ネシス]
- ☐ ☐ cholelithiasis ─────────── [**コウ**リリ**サイ**アシス]

morpho-
- ☐ ☐ morphology ─────────────── [モー**フォ**ロジー]
- ☐ ☐ morphogenesis ──────────── [モーフォ**ジェ**ネシス]
- ☐ ☐ morphometry ────────────── [モー**フォ**メトリー]

Get a Hint!

-tomy　切開術　(p.86)
-genesis　発生　(p.78)
chol(o)-　胆汁　(p.22)

熱
- ☐ ☐ 耐熱性の
- ☐ ☐ サーモグラフ
- ☐ ☐ 熱凝固（法）

石，石灰化
- ☐ ☐ 切石術
- ☐ ☐ 結石生成
- ☐ ☐ 胆石症

形，構造
- ☐ ☐ 形態学
- ☐ ☐ 形態形成
- ☐ ☐ 体型測定

COLUMN

「胆石」は"gallstone"や"biliary calculus"と呼ばれるが，"calculus"はもともとラテン語で「小石」の意。「計算」を表す英単語が"calculation"といわれるのは，古代ローマ人が小石を使って計算していたことに由来している。

胆石：gallstone（ゴールストウン），biliary calculus（ビリアリー カルキュラス）

20 行為・人

DISC 2 — 44
-centesis
- ☐☐ paracentesis ―― [**パラセンティー**シス]
- ☐☐ amniocentesis ―― [**アム**ニオウセン**ティー**シス]
- ☐☐ thoracentesis ―― [**ソー**ラセン**ティー**シス]

DISC 2 — 45
narco-
- ☐☐ narcotic ―― [ナー**コー**ティック]
- ☐☐ narcosis ―― [ナー**コウ**シス]
- ☐☐ narcotherapy ―― [ナーコ**セ**ラピー]

DISC 2 — 46
-tomy
- ☐☐ thoracotomy ―― [ソーラ**コ**トミー]
- ☐☐ laparotomy ―― [**ラパロ**トミー]
- ☐☐ pharyngotomy ―― [**ファ**リン**ゴ**トミー]

DISC 2 — 47
-ectomy
- ☐☐ appendectomy ―― [アッペン**デ**クトミー]
- ☐☐ esophagectomy ―― [イソファ**ジェ**クトミー]
- ☐☐ ovariectomy ―― [オウヴァリ**エ**クトミー]

Get a Hint!

para- ～の近くに （p.110）
-osis 疾病の過程，状態 （p.96）
thorac(o)- 胸郭 （p.62）
laparo- 腰，脇腹 （p.64）

pharyng(o)- 咽頭 （p.36）
esophago- 食道 （p.18）
ovari(o)- 卵巣 （p.32）

穿刺（術）
- ☐ ☐ 穿刺（術），穿開（術）
- ☐ ☐ 羊水穿刺（術）
- ☐ ☐ 胸腔穿刺（術）

昏睡，麻酔
- ☐ ☐ 麻酔薬，麻酔性（の）
- ☐ ☐ 麻酔（法），ナルコーシス
- ☐ ☐ 麻酔療法

切開術
- ☐ ☐ 開胸手術
- ☐ ☐ 開腹手術
- ☐ ☐ 咽頭切開（術）

外科切除（術）
- ☐ ☐ 虫垂切除（術）
- ☐ ☐ 食道切除（術）
- ☐ ☐ 卵巣摘出（術）

COLUMN

"narcosis" は，以前は「麻酔」"anesthesia" と同じ意味で使われていたが，本来は麻酔薬などによる昏睡状態を表す。このほか「昏睡」を表す言葉として，意識レベルを表す際に使われる "coma" がよく知られている。

麻酔：anesthesia（アネススィージア）　　昏睡：coma（コウマ）

-pexy
(DISC 2, 48)
- ☐☐ omentopexy ―――――――― [オウ**メント**ペクシー]
- ☐☐ gastropexy ―――――――― [**ガ**ストロペクシー]
- ☐☐ colpopexy ―――――――― [**コル**ポペクシー]

-plasty
(DISC 2, 49)
- ☐☐ angioplasty ―――――――― [**アンジオ**プラスティー]
- ☐☐ keratoplasty ―――――――― [**ケラト**プラスティー]
- ☐☐ mammoplasty/mamma~ ― [**マモ**プラスティー／**ママ**～]

-phagia
(DISC 2, 50)
- ☐☐ aerophagia ―――――――― [エロ**フェイジア**]
- ☐☐ hyperphagia ―――――――― [ハイパー**フェイジア**]
- ☐☐ dysphagia ―――――――― [ディス**フェイジア**]

-philia
(DISC 2, 51)
- ☐☐ basophilia ―――――――― [ベイソ**フィリア**]
- ☐☐ eosinophilia ―――――――― [**イー**オシノ**フィリア**]
- ☐☐ pedophilia ―――――――― [ペド**フィリア**]

Get a Hint!

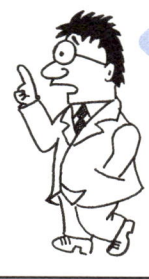

gastro- 胃 (p.18)
angio- 血管，リンパ管 (p.12)
kerat(o)- 角膜 (p.40)
mamm(o)- 乳房 (p.62)

hyper- 過剰 (p.100)
dys- 異常 (p.98)
pedi- 小児，足 (p.90)

固定
- ☐ ☐ 大網固定(術)
- ☐ ☐ 胃固定(術)
- ☐ ☐ 膣固定(術)

形成,移植
- ☐ ☐ 血管形成(術)
- ☐ ☐ 角膜移植(術)
- ☐ ☐ 乳房形成(術)

食べる
- ☐ ☐ 呑気(症)
- ☐ ☐ 過食(症)
- ☐ ☐ 嚥下障害

傾向,好み
- ☐ ☐ 好塩基球増加(症)
- ☐ ☐ 好酸球増加(症)
- ☐ ☐ 小児(性)愛

COLUMN

"-philia"のもととなった言葉はギリシア語の"philos"で,「愛する(人),親愛なる(人)」の意。この派生語のひとつ,「哲学」"philosophy"には「知を愛する」という意味がある。中世に錬金術師が追い求めたといわれる「賢者の石」"philosopher's stone"は,卑金属や石を金に変えたり,万病を癒すパワーを持つと信じられていた。また,不老長寿の霊薬と信じられていた液体「エリキシル剤」は,現在でも薬を飲みやすくするための甘いアルコール溶液として使われている。

エリキシル剤:elixir（イリクサール）

andro- (DISC 2, 52)
- [ ] androgen ——————————— [**ア**ンドロジェン]
- [ ] andrology ——————————— [アンド**ロ**ロジー]
- [ ] andropathy —————————— [アンド**ロ**パスィー]

gyne- (DISC 2, 53)
- [ ] gynecoid ——————————— [**ガイネ**コイド]
- [ ] gynecology —————————— [ガイネ**コ**ロジー]
- [ ] gynephobia —————————— [ガイネ**フォウ**ビア]

pedi- (DISC 2, 54)
- [ ] pediatric ——————————— [ピディ**ア**トリック]
- [ ] pediatrician ————————— [**ピ**ディアト**リ**シャン]
- [ ] pedicure ——————————— [**ペ**ディキュア]

Get a Hint!
-pathy　病気　(p.96)
-oid　類似　(p.102)
-phobia　恐怖症　(p.96)

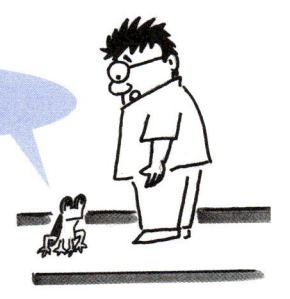

男性
- ☐ ☐ 男性ホルモン，アンドロゲン
- ☐ ☐ 男性（病）学
- ☐ ☐ 男性疾患

女性
- ☐ ☐ 女性的な
- ☐ ☐ 婦人科学
- ☐ ☐ 女性恐怖症

小児，足
- ☐ ☐ 小児（の）
- ☐ ☐ 小児科医
- ☐ ☐ 足治療

COLUMN

ヒトの「細胞核」には23対の「染色体」があり，1〜22番目は「常染色体」，23番目は「性染色体」と呼ばれる。「性染色体」はXYなら男性，XXなら女性となる。

細胞核：nucleus（ニュークリアス）
染色体：chromosome（クロウマソウム）
常染色体：autosome，euchromosome（オートソウム，ユークロウマソウム）
性染色体：sex chromosomes（セックス クロウマソウムズ）

21 病状・病変

-cele (DISC 2 / 55)
- ☐ ☐ hydrocele ····················· [**ハイドロ**シール]
- ☐ ☐ encephalocele ··············· [エン**セ**ファロシール]
- ☐ ☐ meningocele ················· [メ**ニ**ンゴシール]

-rrhagia (DISC 2 / 56)
- ☐ ☐ enterorrhagia ················ [エンテロ**レイ**ジア]
- ☐ ☐ menorrhagia ················· [メノ**レイ**ジア]
- ☐ ☐ metrorrhagia ················ [ミトロ**レイ**ジア]

-rrhea (DISC 2 / 57)
- ☐ ☐ diarrhea ····················· [ダイア**リー**ア]
- ☐ ☐ dysmenorrhea ··············· [ディスメノ**リー**ア]
- ☐ ☐ polyrrhea ···················· [ポリ**リー**ア]

-plegia (DISC 2 / 58)
- ☐ ☐ diplegia ····················· [ダイプ**リー**ジア]
- ☐ ☐ monoplegia ················· [モノプ**リー**ジア]
- ☐ ☐ quadriplegic ················ [ク**ア**ドリプ**リー**ジック]

Get a Hint!

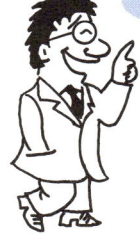

hydro-　水　(p.82)
encephal(o)-　脳　(p.8)
mening(o)-　髄膜　(p.10)
entero-　腸　(p.18)

meno-　月経　(p.34)
metr(o)-　子宮　(p.32)
dia-　〜を通って　(p.112)
dys-　異常　(p.98)

腫脹，ヘルニア
- □ □ 水腫，水瘤
- □ □ 脳ヘルニア
- □ □ 髄膜瘤，髄膜ヘルニア

異常出血，過剰漏出
- □ □ 腸出血
- □ □ 月経過多
- □ □ 子宮出血

流出，漏出
- □ □ 下痢
- □ □ 月経困難
- □ □ 分泌過多

麻痺
- □ □ 両側麻痺
- □ □ 単麻痺
- □ □ 四肢麻痺の

COLUMN

「出血性ショック」は「循環血液量減少性ショック」の代表的な例。ショックにはこのほか，「心原性ショック」，「血管原性ショック」，「敗血症性ショック」などがある。

出血性ショック：hemorrhagic shock (ヘモラジック ショック)
循環血液量減少性ショック：hypovolemic shock (ハイポヴォレミック ショック)
心原性ショック：cardiogenic shock (カーディオジェニック ショック)
血管原性ショック：vasogenic shock (ヴェイゾジェニック ショック)
敗血症性ショック：septic shock (セプティック ショック)

-lepsy
DISC 2 - 59
- ☐ ☐ epilepsy ---------------------------------- [**エピレ**プシー]
- ☐ ☐ narcolepsy ---------------------------- [**ナー**コレプシー]
- ☐ ☐ catalepsy -------------------------------- [**カ**タレプシー]

-itis
DISC 2 - 60
- ☐ ☐ appendicitis ------------------- [アッペンディ**サイ**ティス]
- ☐ ☐ stomatitis ---------------------------- [ストマ**タイ**ティス]
- ☐ ☐ thyroiditis ------------------------- [サイロイ**ダイ**ティス]

-algia
DISC 2 - 61
- ☐ ☐ causalgia ------------------------------ [カウ**ザ**ルジア]
- ☐ ☐ neuralgia ------------------------------ [ニュー**ラ**ルジア]
- ☐ ☐ myalgia ----------------------------------- [マイ**ア**ルジア]

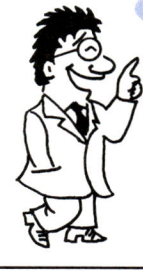

Get a Hint!

epi- 上の，次の （p.110）	thyro- 甲状腺 （p.48）
narco- 昏睡，麻酔 （p.86）	-oid 類似 （p.102）
cata- 下へ （p.110）	neur(o)- 神経 （p.8）
stomat(o)- 口腔 （p.60）	myo- 筋肉 （p.68）

発作
- □ □ てんかん
- □ □ 睡眠発作，ナルコレプシー
- □ □ カタレプシー

炎症
- □ □ 虫垂炎
- □ □ 口内炎
- □ □ 甲状腺炎

痛み
- □ □ 灼熱痛，カウザルギー
- □ □ 神経痛
- □ □ 筋肉痛

COLUMN

「カウザルギー」"causalgia"は，「末梢神経」などの損傷による持続性の激しい灼熱痛のこと。"causal"の語源はギリシア語の"kausis"または"kausos"で，これには「燃焼」や「熱」という意味がある。

末梢神経：peripheral nerve（ペリフェラル ナーヴ）

patho- (DISC 2 – 62)
- ☐☐ pathology ……………………………… [パ**ソ**ロジー]
- ☐☐ pathogen ………………………………… [**パソ**ジェン]
- ☐☐ pathogenesis …………………………… [パソ**ジェ**ネシス]

-pathy (DISC 2 – 63)
- ☐☐ cardiopathy …………………………… [カーディ**オ**パスィー]
- ☐☐ endocrinopathy ……………………… [**エ**ンドクリ**ノ**パスィー]
- ☐☐ neuropathy …………………………… [ニュー**ロ**パスィー]

-osis (DISC 2 – 64)
- ☐☐ necrosis ………………………………… [ネク**ロウ**シス]
- ☐☐ nephrosis ……………………………… [ネフ**ロウ**シス]
- ☐☐ mycosis ………………………………… [マイ**コウ**シス]

-phobia (DISC 2 – 65)
- ☐☐ acrophobia …………………………… [アクロウ**フォウ**ビア]
- ☐☐ claustrophobia ……………………… [クラストロ**フォウ**ビア]
- ☐☐ hydrophobia ………………………… [ハイドロ**フォウ**ビア]

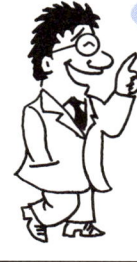

Get a Hint!
-genesis　発生　(p.78)
cardio-　心臓　(p.12)
endo-　内の　(p.112)
neur(o)-　神経　(p.8)

necro-　死，壊死　(p.78)
nephr(o)-　腎臓　(p.26)
acro-　先端，頂上　(p.114)
hydro-　水　(p.82)

病気
- ☐ ☐ 病理学
- ☐ ☐ 病原体
- ☐ ☐ 病原（論），病因（論）

病気
- ☐ ☐ 心臓疾患
- ☐ ☐ 内分泌障害
- ☐ ☐ 神経障害，ニューロパシー

疾病の過程，状態
- ☐ ☐ 壊死
- ☐ ☐ ネフローゼ
- ☐ ☐ 真菌症

恐怖症
- ☐ ☐ 高所恐怖症
- ☐ ☐ 閉所恐怖症
- ☐ ☐ 恐水病，狂犬病

COLUMN

先天的心疾患の「ファロー四徴」は，「心室中隔欠損」，「肺動脈弁狭窄」，「騎乗大動脈」，「右室肥大」を指す。

ファロー四徴：tetralogy of Fallot（テトラロジー オヴ ファロー）
心室中隔欠損：ventricular septal defect（ヴェントリキュラー セプタル ディフェクト）
肺動脈弁狭窄：pulmonary stenosis（パルモナリー ステノウシス）
騎乗大動脈：overriding aorta（オウヴァーライディング エイオータ）
右室肥大：right ventricular hypertrophy（ライト ヴェントリキュラー ハイパートロフィー）

22 状態・程度

DISC 2 / 66

ortho-
- ☐ ☐ orthodontics ……………………… [オーソ**ド**ンティクス]
- ☐ ☐ orthopedics ……………………… [オーソ**ピ**ディクス]
- ☐ ☐ orthopnea ………………………… [オー**ソ**プニア]

DISC 2 / 67

eu-
- ☐ ☐ euthanasia ……………………… [ユーサ**ネイ**ジア]
- ☐ ☐ euphoria ………………………… [ユー**フォー**リア]
- ☐ ☐ euthyroidism …………………… [ユー**サイ**ロイディズム]

DISC 2 / 68

dys-
- ☐ ☐ dysentery ………………………… [**ディ**センテリー]
- ☐ ☐ dysfunction ……………………… [ディス**ファン**クション]
- ☐ ☐ dyspepsia ………………………… [ディス**ペプ**シア]

DISC 2 / 69

mal-
- ☐ ☐ malformation …………………… [マルフォー**メイ**ション]
- ☐ ☐ malfunction ……………………… [マル**ファン**クション]
- ☐ ☐ malpractice ……………………… [マル**プ**ラクティス]

Get a Hint!

pedi- 小児, 足 （p.90）
-pnea 呼吸, 息 （p.16）　　　thyro- 甲状腺 （p.48）
-ia 状態, 条件 （p.108）　　　-oid 類似 （p.102）

真っすぐな，正常な
- ☐☐ 歯科矯正学
- ☐☐ 整形外科
- ☐☐ 起座呼吸

正常，良好
- ☐☐ 安楽死
- ☐☐ 多幸感
- ☐☐ 甲状腺機能正常

異常
- ☐☐ 赤痢
- ☐☐ 機能障害
- ☐☐ 消化不良，ディスペプシア

不良
- ☐☐ 先天異常
- ☐☐ 機能不全
- ☐☐ 医療過誤

COLUMN

「安楽死」には，"euthanasia" のほかに "mercy killing" という表現もある。"mercy" は「慈悲」を表すが，もともとは「神からの報酬」という意味があった。その起源とされるラテン語の "mercēs" や "merx" はそれぞれ，「賃金」，「商品」の意。今でも現代イタリア語で使われている "mercede"(メルチェーデ) や "merce"(メルチェ) は，その名残。

※イタリア語は、現存する言語の中でラテン語に最も近い言葉。

安楽死：mercy killing(マーシー キリング)

DISC 2 - 70 hyper-
- ☐☐ hypertension ーーーーーーーーーーーー [**ハイ**パー**テン**ション]
- ☐☐ hyperglycemia ーーーーーーーーー [**ハイ**パーグライ**シー**ミア]
- ☐☐ hyperventilation ーーーーー [**ハイ**パーヴェンティ**レイ**ション]

DISC 2 - 71 hypo-
- ☐☐ hypotension ーーーーーーーーーーーーー [**ハイ**ポ**テン**ション]
- ☐☐ hypoglycemia ーーーーーーーーーー [**ハイ**ポグライ**シー**ミア]
- ☐☐ hypofunction ーーーーーーーーーー [**ハイ**ポファンクション]

DISC 2 - 72 -penia
- ☐☐ leukopenia ーーーーーーーーーーーー [ルーコ**ピー**ニア]
- ☐☐ neutropenia ーーーーーーーーーーー [ニュートロ**ピー**ニア]
- ☐☐ lymphopenia ーーーーーーーーーーー [リンフォ**ピー**ニア]

DISC 2 - 73 a-
- ☐☐ anemia ーーーーーーーーーーーーーーーーーー [ア**ニー**ミア]
- ☐☐ arrhythmia ーーーーーーーーーーーーーーー [ア**リズ**ミア]
- ☐☐ aplasia ーーーーーーーーーーーーーーーーー [アプ**レイ**ジア]

Get a Hint!

-ia　状態，条件　(p.108)　　　lymph(o)-　リンパ　(p.50)
leuk(o)-　白血球　(p.46)　　　-emia　血液　(p.44)
neutro-　中性の　(p.102)　　　-plasia　（細胞の）形成　(p.78)

過剰
- ☐ ☐ 高血圧(症)
- ☐ ☐ 高血糖(症)
- ☐ ☐ 過換気

欠乏, 正常以下
- ☐ ☐ 低血圧(症)
- ☐ ☐ 低血糖(症)
- ☐ ☐ 機能低下

欠乏
- ☐ ☐ 白血球減少(症)
- ☐ ☐ 好中球減少(症)
- ☐ ☐ リンパ球減少(症)

なし(無, 不, 非)
- ☐ ☐ 貧血
- ☐ ☐ 不整脈
- ☐ ☐ 形成不全

COLUMN

「糖尿病」"diabetes mellitus (DM)"の"diabetes"は, ギリシア語の"diabētēs"「サイフォン」の意。この語源をさらにさかのぼると, ギリシア語の"diabainein"「通り過ぎる」という言葉に行き当たる。糖尿病の特徴である多尿を, サイフォンから絶え間なく流れて通り過ぎる水になぞらえてこう呼ばれるようになった。また, "mellitus"はラテン語の"mel"「蜂蜜」が語源だが, これは**糖尿病患者の尿が蜂蜜のように甘い**ことにたとえて表現された。

糖尿病: diabetes mellitus (DM)
（ダイアビーティーズ メリタス）

neutro- (DISC 2 — 74)
- ☐ ☐ neutrophil [**ニュー**トロフィル]
- ☐ ☐ neutrophilic [ニュートロ**フィ**リック]
- ☐ ☐ neutrophilia [ニュートロ**フィ**リア]

homo- (DISC 2 — 75)
- ☐ ☐ homosexual [ホモ**セク**シュアｱﾙ]
- ☐ ☐ homogeneous [ホモ**ジー**ニアス]
- ☐ ☐ homotonic [ホモ**ト**ニック]

hetero- (DISC 2 — 76)
- ☐ ☐ heterologous [ヘテロ**ロ**ガス]
- ☐ ☐ heterogeneous [**ヘテロジー**ニアス]
- ☐ ☐ heterozygote [**ヘテロザイゴ**ウト]

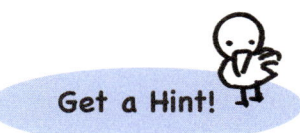

-oid (DISC 2 — 77)
- ☐ ☐ ovoid [**オウ**ヴォイド]
- ☐ ☐ sigmoid [**シ**グモイド]
- ☐ ☐ keloid [**キー**ロイド]

Get a Hint!

-philia　傾向，好み　(p.88)

中性の
- ☐ ☐ 好中球
- ☐ ☐ 好中球の
- ☐ ☐ 好中球増加（症）

同じ，似ている
- ☐ ☐ 同性愛の，同性愛者
- ☐ ☐ 均質の
- ☐ ☐ 一様緊張の

異種
- ☐ ☐ 異種の
- ☐ ☐ 異質性の
- ☐ ☐ ヘテロ接合体

類似
- ☐ ☐ 卵形の
- ☐ ☐ Ｓ状の
- ☐ ☐ ケロイド

COLUMN

人間の血液はpH 7.35〜7.45の間で調節されており，血漿や血清中の陽イオンと陰イオンの差は「アニオン・ギャップ」"anion gap（AG）"と呼ばれる。AGが高値を示す病態には「糖尿病性ケトアシドーシス」や「乳酸アシドーシス」，「薬物中毒」などが，低値を示すものには「多発性骨髄腫（MM）」や「高ナトリウム血症」などがある。ちなみに，「イオン」"ion"は電解実験の際に「電極に向かって移動するモノ」だったことから，ギリシア語の「行く」"ienai"にちなんで付けられた名前。

アニオン・ギャップ：anion gap（AG）
糖尿病性ケトアシドーシス：diabetic ketoacidosis
乳酸アシドーシス：lactic acidosis
薬物中毒：drug intoxication
多発性骨髄腫：multiple myeloma（MM）
高ナトリウム血症：hypernatremia
イオン：ion

anti- （DISC 2 / 78）
- ☐☐ antibody ──────────────── [**ア**ンティバディ]
- ☐☐ antibiotic ──────────── [**ア**ンティバイ**オ**テック]
- ☐☐ antigen ───────────────── [**ア**ンティジェン]

pseudo- （DISC 2 / 79）
- ☐☐ pseudodementia ──────── [**ス**ードデメンシア]
- ☐☐ pseudomyopia ────────── [**ス**ードマイ**オ**ピア]
- ☐☐ pseudopregnancy ─────── [スード**プ**レグナンシー]

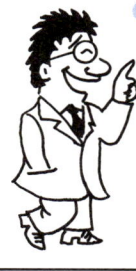

scler(o)- （DISC 2 / 80）
- ☐☐ scleroderma ─────────── [スクレロ**ダ**ーマ]
- ☐☐ scleral ─────────────── [スク**レ**ラル]
- ☐☐ sclerosis ────────────── [スクレ**ロウ**シス]

-malacia （DISC 2 / 81）
- ☐☐ encephalomalacia ────── [エン**セ**ファロマ**レイ**シア]
- ☐☐ keratomalacia ────────── [**ケ**ラトマ**レイ**シア]
- ☐☐ osteomalacia ──────────── [**オ**スティオマ**レイ**シア]

Get a Hint!

-ia　状態，条件　(p.108)
-opia　視覚　(p.42)
dermat(o)-　皮膚　(p.70)
-osis　疾病の過程，状態　(p.96)

encephal(o)-　脳　(p.8)
kerat(o)-　角膜　(p.40)
osteo-　骨　(p.66)

反対
- ☐ ☐ 抗体
- ☐ ☐ 抗生物質
- ☐ ☐ 抗原

偽り，仮
- ☐ ☐ 仮性認知症
- ☐ ☐ 仮性近視
- ☐ ☐ 偽妊娠

硬化
- ☐ ☐ 強皮症
- ☐ ☐ 強膜の
- ☐ ☐ 硬化（症）

軟化
- ☐ ☐ 脳軟化（症）
- ☐ ☐ 角膜軟化（症）
- ☐ ☐ 骨軟化（症）

COLUMN

「筋萎縮性側索硬化症（ALS）」は「運動ニューロン疾患（MND）」の代表的疾患で，中年以降の男性に多くみられる。また，「多発性硬化症（MS）」は「脱髄疾患」の一種で，若い男性に多い。ALSもMSも特定疾患のひとつ。

筋萎縮性側索硬化症：amyotrophic lateral sclerosis（ALS）
運動ニューロン疾患：motor neuron disease（MND）
多発性硬化症：multiple sclerosis（MS）
脱髄疾患：demyelinating disease

tachy- (DISC 2 · 82)
- ☐ ☐ tachycardia ···································· [**タキカー**ディア]
- ☐ ☐ tachyarrhythmia ························ [**タキア**リ**ズ**ミア]
- ☐ ☐ tachypnea ···································· [タキプ**ニー**ア]

-megaly (DISC 2 · 83)
- ☐ ☐ hepatomegaly ······························· [**ヘパト**メ**ガ**リー]
- ☐ ☐ nephromegaly ······························· [ネフロウ**メガ**リー]
- ☐ ☐ adenomegaly ································· [**ア**ディノ**メ**ガリー]

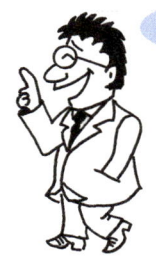

neo- (DISC 2 · 84)
- ☐ ☐ neonatal ··· [ニオ**ネイタ**ル]
- ☐ ☐ neoplasia ······································· [ニオプ**レイ**ジア]
- ☐ ☐ neoplasm ······································· [**ニオ**プラズム]

Get a Hint!

cardio-　心臓　(p.12)　　　　nephr(o)-　腎臓　(p.26)
-ia　状態，条件　(p.108)　　　adeno-　腺　(p.48)
-pnea　呼吸，息　(p.16)　　　-plasia　（細胞の）形成　(p.78)
hepat(o)-　肝臓　(p.20)　　　plasm(a)-　血漿，プラズマ　(p.44)

急速
- ☐☐ 頻拍, 頻脈
- ☐☐ 頻拍性不整脈
- ☐☐ 頻呼吸

大きい
- ☐☐ 肝腫大
- ☐☐ 腎肥大（症）
- ☐☐ 副腎過形成

新しい
- ☐☐ 新生児の
- ☐☐ 新生物形成
- ☐☐ 新生物

COLUMN

「頻脈」"tachycardia" の反対は,「徐脈」"bradycardia"。血管拡張作用をもつペプチドホルモン「ブラジキニン」"bradykinin" は,「平滑筋」をゆっくり収縮させることから, ギリシア語の「遅い」"bradys" と「運動」"kinēsis" が合わさってこんな呼び名になった。

徐脈：bradycardia（ブラディカーディア）
ブラジキニン：bradykinin（ブラディカイネン）
平滑筋：smooth muscle（スムース マッスル）

idio-

DISC 2 — 85

- ☐ ☐ idiopathy ──────────── [イディ**オ**パスィー]
- ☐ ☐ idiotrophic ─────────── [**イ**ディオト**ロ**フィック]
- ☐ ☐ idiosyncrasy ────────── [**イ**ディオ**シ**ンクラシー]

-ia

DISC 2 — 86

- ☐ ☐ insomnia ──────────── [イン**ソ**ムニア]
- ☐ ☐ pneumonia ─────────── [ニウ**モウ**ニア]
- ☐ ☐ diphtheria ──────────── [ディフ**スィ**リア]

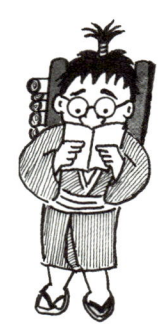

Get a Hint!

-pathy　病気　(p.96)
-trophy　栄養，食物　(p.82)
pneumo-　肺，呼吸　(p.16)

特異的
- ☐☐ 特発性疾患
- ☐☐ 栄養選択性の
- ☐☐ 特異体質

状態，条件
- ☐☐ 不眠（症）
- ☐☐ 肺炎
- ☐☐ ジフテリア

COLUMN

「特発性血小板減少性紫斑病(ITP)」は特定疾患のひとつで，「粘膜」からの出血や「斑状出血」などの症状が特徴。発症または診断から6カ月を境に，「急性」と「慢性」に分けられる。急性型は特に小児に，慢性型は成人女性に多い。

特発性血小板減少性紫斑病：idiopathic thrombocytopenic purpura（ITP）
粘膜：mucosa（ミューコウサ）
斑状出血：ecchymosis（エキモウシス）
急性：acute（アキュート）
慢性：chronic（クロニック）

23 位置・場所

DISC 2 / 87

epi-
- ☐ ☐ epicardial ─────────────── [エピ**カー**ディア_ル_]
- ☐ ☐ epidermal ─────────────── [エピ**ダー**マ_ル_]
- ☐ ☐ epidural ──────────────── [エピ**ドゥー**ラ_ル_]

DISC 2 / 88

ana-
- ☐ ☐ anatomy ───────────────── [ア**ナ**トミー]
- ☐ ☐ anaphylaxis ──────────── [ア**ナ**ファ**ラ**クシス]
- ☐ ☐ anabolism ─────────────── [ア**ナ**ボリズム]

DISC 2 / 89

cata-
- ☐ ☐ cataract ──────────────── [**カ**タラクト]
- ☐ ☐ catalysis ─────────────── [カ**タ**リシス]
- ☐ ☐ catabolism ────────────── [カ**タ**ボリズム]

DISC 2 / 90

para-
- ☐ ☐ parathyroid ────────────── [パラ**サイ**ロイド]
- ☐ ☐ paralysis ─────────────── [パ**ラ**リシス]
- ☐ ☐ parasite ──────────────── [**パラ**サイト]

Get a Hint!

cardio- 心臓 (p.12)
dermat(o)- 皮膚 (p.70)
-tomy 切開術 (p.86)
thyro- 甲状腺 (p.48)
-oid 類似 (p.102)

上の，次の
- ☐ ☐ 心外膜の
- ☐ ☐ 表皮の
- ☐ ☐ 硬膜外の

上へ，後ろへ
- ☐ ☐ 解剖
- ☐ ☐ アナフィラキシー，過敏症
- ☐ ☐ 同化

下へ
- ☐ ☐ 白内障
- ☐ ☐ 触媒作用
- ☐ ☐ 異化

〜の近くに
- ☐ ☐ 副甲状腺の
- ☐ ☐ 麻痺
- ☐ ☐ 寄生虫

COLUMN

「白内障」を表す"cataract"はギリシア語の"katarrhaktēs"が語源とされており，これには「滝」や「落下するもの」，「落とし格子」といった意味がある。眼が白濁してよく見えなくなる「白内障」の症状を，落とし格子がおりたように視界が遮られる様子にたとえてこう呼ばれるようになった。

DISC 2 — 91

peri-
- ☐ ☐ pericardial ──────────── [ペリ**カー**ディア_ル]
- ☐ ☐ perinatal ──────────── [ペリ**ネイタ**_ル]
- ☐ ☐ peripheral ──────────── [ペ**リ**フェラ_ル]

DISC 2 — 92

dia-
- ☐ ☐ diaphragm ──────────── [**ダイア**フラム]
- ☐ ☐ diarrhea ──────────── [ダイア**リーア**]
- ☐ ☐ dialysis ──────────── [ダイ**ア**リシス]

DISC 2 — 93

endo-
- ☐ ☐ endocardium ──────────── [エンド**カー**ディアム]
- ☐ ☐ endocrine ──────────── [**エンド**クリン]
- ☐ ☐ endothelial ──────────── [エンド**スィー**リア_ル]

DISC 2 — 94

dextro-
- ☐ ☐ dextrocardia ──────────── [**デクストロカー**ディア]
- ☐ ☐ dextroposition ──────────── [**デクストロ**ポジション]
- ☐ ☐ dextroversion ──────────── [**デクストロバー**ジョン]

Get a Hint!

cardio-　心臓　(p.12)
-rrhea　流血，漏出　(p.92)

〜の周りの
- ☐ ☐ 心膜の
- ☐ ☐ 周産期の
- ☐ ☐ 末梢の

〜を通って
- ☐ ☐ 横隔膜
- ☐ ☐ 下痢
- ☐ ☐ 透析

内の
- ☐ ☐ 心内膜
- ☐ ☐ 内分泌（腺）の，内分泌物
- ☐ ☐ 内皮の

右側に
- ☐ ☐ 右胸心
- ☐ ☐ 右偏
- ☐ ☐ 右傾

COLUMN

「右側」を表す"dextro-"に対し，「左側」を表す接頭辞には"sinistro-"と"levo-"があるが，「左胸心」を指すときには"levocardia"が使われることが多い。ちなみに，"dextro-"を使った形容詞"dexterous"には「器用な」や「抜け目のない」という意味が，また，"sinistro-"を使った形容詞"sinister"には「邪悪な」や「不吉な」という意味もあり，使われ方はさまざま。

左胸心：levocardia（リーヴォカーディア）

DISC 2 - 95

acro-
- ☐ ☐ acromegaly ---------------------------- [アクロウ**メ**ガリー]
- ☐ ☐ acromelic ------------------------------ [アクロウ**メ**リック]
- ☐ ☐ acrophobia ---------------------------- [アクロウ**フォ**ウビア]

DISC 2 - 96

-stomy
- ☐ ☐ colostomy ---------------------------- [コ**ロ**ストミー]
- ☐ ☐ gastrostomy ------------------------- [ガスト**ロ**ストミー]
- ☐ ☐ enterostomy ------------------------- [エンテ**ロ**ストミー]

Take Care!

-megaly　大きい　(p.106)
-phobia　恐怖症　(p.96)
colo-　結腸　(p.20)
gastro-　胃　(p.18)
entero-　腸　(p.18)

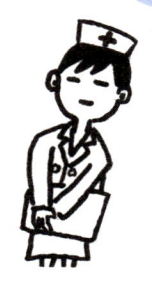

先端，頂上
- □ □ 先端巨大症
- □ □ 先端の
- □ □ 高所恐怖症

外科的開口部
- □ □ 人工肛門形成
- □ □ 胃瘻造設
- □ □ 腸瘻造設

COLUMN

パルテノン神殿など，古代ギリシア都市の丘の上に築かれた城砦を「アクロポリス」"acropolis" というが，これはギリシア語で「頂上」を意味する "akros" と「都市」を意味する "polis" があわさってできた言葉。古代ギリシアのヒポクラテス（p.23 COLUMN 参照）は，こんな名句を残している。

"VITA BREVIS, ARS LONGA" ── 人生は短く，術のみちは長い

練習問題 (Chapters 19〜23)

1. 次の英単語の意味をa〜tの中から選びましょう。

(1) hypertrophy _____   (a) 整形外科
(2) euthanasia _____   (b) 赤痢
(3) hyperglycemia _____   (c) 婦人科学
(4) epilepsy _____   (d) 虫垂切除 (術)
(5) appendectomy _____   (e) 好塩基球増加 (症)
(6) heterologous _____   (f) 安楽死
(7) orthopedics _____   (g) 不眠 (症)
(8) peripheral _____   (h) 特発性疾患
(9) gynecology _____   (i) 肥大, 栄養過度
(10) dextrocardia _____   (j) 横隔膜
(11) dysentery _____   (k) 病原体
(12) hydrocephalus _____   (l) 内分泌障害
(13) pseudodementia _____   (m) 右胸心
(14) basophilia _____   (n) 抗原
(15) insomnia _____   (o) 高血糖 (症)
(16) antigen _____   (p) 末梢の
(17) pathogen _____   (q) 異種の
(18) idiopathy _____   (r) 水頭症
(19) diaphragm _____   (s) 仮性認知症
(20) endocrinopathy _____   (t) てんかん

右ページの解答

2. (1) 先天異常 (2) 血管形成 (術) (3) 粘液 (性) の (4) 穿刺 (術), 穿開 (術)
   (5) 麻酔薬, 麻酔性 (の) (6) 貧血 (7) 神経障害, ニューロパシー (8) 過換気

3. (1) neutropenia (2) acrophobia (3) diplegia (4) diarrhea (5) pneumonia
   (6) arrhythmia (7) dysphagia (8) pediatrician

2. 次の英語を日本語に訳しましょう。

(1) malformation　_____
(2) angioplasty　_____
(3) mucous　_____
(4) paracentesis　_____
(5) narcotic　_____
(6) anemia　_____
(7) neuropathy　_____
(8) hyperventilation　_____

3. 次の日本語を英語に訳しましょう。

(1) 好中球減少（症）　_____
(2) 高所恐怖症　_____
(3) 両側麻痺　_____
(4) 下痢　_____
(5) 肺炎　_____
(6) 不整脈　_____
(7) 嚥下障害　_____
(8) 小児科医　_____

左ページの解答
1. (1) i (2) f (3) o (4) t (5) d (6) q (7) a (8) p (9) c (10) m (11) b (12) r (13) s (14) e (15) g (16) n (17) k (18) h (19) j (20) l

聞き取り問題(Chapters 12〜23)

CDを聞いて英語を書き取り,日本語訳を付けましょう。

	英語	日本語
(1)		
(2)		
(3)		
(4)		
(5)		
(6)		
(7)		
(8)		
(9)		
(10)		
(11)		
(12)		
(13)		
(14)		
(15)		
(16)		
(17)		
(18)		
(19)		
(20)		

	英語	日本語
(21)		
(22)		
(23)		
(24)		
(25)		
(26)		
(27)		
(28)		
(29)		
(30)		
(31)		
(32)		
(33)		
(34)		
(35)		
(36)		
(37)		
(38)		
(39)		
(40)		

1. 脳・神経
2. 心・血管
3. 呼吸器
4. 消化器
練習問題
5. 泌尿器・生殖器
6. 婦人科
7. 耳鼻・咽喉
8. 眼
9. 血液
10. 内分泌
11. リンパ・免疫
練習問題
聞き取り問題
12. 頭部
13. 口腔
14. 胸部
15. 腹部
16. 骨・筋肉
17. 皮膚・関節
18. 細胞・組織
練習問題
19. 物質・性質
20. 行為・人
21. 病状・病変
22. 状態・程度
23. 位置・場所
練習問題
聞き取り問題

	英語	日本語
(41)		
(42)		
(43)		
(44)		
(45)		
(46)		
(47)		
(48)		
(49)		
(50)		
(51)		
(52)		
(53)		
(54)		
(55)		
(56)		
(57)		
(58)		
(59)		
(60)		

解 答

#	英語	日本語	#	英語	日本語
(1)	dermatophyte	皮膚糸状菌	(31)	scleroderma	強皮症
(2)	hemopoiesis	造血	(32)	chondritis	軟骨炎
(3)	tachycardia	頻拍，頻脈	(33)	epidural	硬膜外の
(4)	euphoria	多幸感	(34)	adiposis	脂肪過多，肥満(症)
(5)	pseudopregnancy	偽妊娠	(35)	idiosyncrasy	特異体質
(6)	mastopathy	乳腺症	(36)	stomatitis	口内炎
(7)	endothelial	内皮の	(37)	appendicitis	虫垂炎
(8)	diphtheria	ジフテリア	(38)	peritoneopexy	腹膜固定(術)
(9)	claustrophobia	閉所恐怖症	(39)	dialysis	透析
(10)	carcinogen	発癌物質	(40)	homotonic	一様緊張の
(11)	ossification	骨形成，骨化	(41)	acromelic	先端の
(12)	cataract	白内障	(42)	lipoprotein	リポ蛋白
(13)	andropathy	男性疾患	(43)	angioblast	血管芽細胞
(14)	dyspepsia	消化不良，ディスペプシア	(44)	orthopnea	起座呼吸
(15)	pedophilia	小児(性)愛	(45)	tenosynovitis	腱鞘炎，腱滑膜炎
(16)	malpractice	医療過誤	(46)	mucosa	粘膜
(17)	gastropexy	胃固定(術)	(47)	encephalomalacia	脳軟化(症)
(18)	myalgia	筋肉痛	(48)	keratoplasty	角膜移植(術)
(19)	hypoglycemia	低血糖(症)	(49)	mammary	乳房の
(20)	arthralgia	関節痛	(50)	polyrrhea	分泌過多
(21)	pelvic	骨盤の	(51)	thermocoagulation	熱凝固(法)
(22)	hyperplasia	増殖	(52)	toxicoid	中毒様の
(23)	osteocyte	骨細胞	(53)	cervicitis	子宮頸管炎
(24)	thoracentesis	胸腔穿刺(術)	(54)	neuralgia	神経痛
(25)	pleurisy	胸膜炎	(55)	keloid	ケロイド
(26)	atrophy	萎縮(症)，無栄養(症)	(56)	anabolism	同化
(27)	aerophagia	呑気(症)	(57)	parathyroid	副甲状腺の
(28)	neonatal	新生児の	(58)	fibrinogen	フィブリノゲン
(29)	laparotomy	開腹手術	(59)	gynecoid	女性的な
(30)	neutrophilic	好中球の	(60)	sialagogue	唾液促進の，催唾薬

1. 脳・神経
2. 心・血管
3. 呼吸器
4. 消化器
練習問題
5. 泌尿器・生殖器
6. 婦人科
7. 耳鼻・咽喉
8. 眼
9. 血液
10. 内分泌
11. リンパ・免疫
練習問題
聞き取り問題
12. 頭部
13. 口腔
14. 胸部
15. 腹部
16. 骨・筋肉
17. 皮膚・関節
18. 細胞・組織
練習問題
19. 物質・性質
20. 行為・人
21. 病状・病変
22. 状態・程度
23. 位置・場所
練習問題
聞き取り問題

接頭辞・接尾辞一覧

英語	日本語	ページ	英語	日本語	ページ
a-	なし（無，不，非）	100	cephal(o)-	頭	58
abdomin(o)-	腹	64	cerebell(o)-	小脳	8
acro-	先端，頂上	114	cerebr(o)-	大脳	8
adeno-	腺	48	cervic(o)-	頸部，くび	58
adipo-	脂肪	74	chol(o)-	胆汁	22
adren(o)-	副腎	48	chondr(o)-	軟骨	66
-algia	痛み	94	colo-	結腸	20
ana-	上へ，後ろへ	110	crani(o)-	頭蓋	58
andro-	男性	90	cyst(o)-	囊胞，膀胱	28
angio-	血管，リンパ管	12	-cyte	細胞	72
anti-	反対	104	cyto-	細胞	72
aort(o)-	大動脈	14	dermat(o)-	皮膚	70
arteri(o)-	動脈	14	dextro-	右側に	112
arthr(o)-	関節	70	dia-	〜を通って	112
bili-	胆汁	22	dys-	異常	98
-blast	芽細胞	72	-ectomy	外科切除（術）	86
bronch(o)-	気管支	16	-emia	血液	44
carcino-	癌	76	encephal(o)-	脳	8
cardio-	心臓	12	endo-	内の	112
cata-	下へ	110	entero-	腸	18
-cele	腫脹，ヘルニア	92	epi-	上の，次の	110
-centesis	穿刺（術）	86	erythro-	赤	46

英語	日本語	ページ
esophago-	食道	18
-esthesia	感覚, 知覚	10
eu-	正常, 良好	98
fibr(o)-	線維	72
gastro-	胃	18
-genesis	発生	78
gloss(o)-	舌, 言語	60
granulo-	顆粒	46
gyne-	女性	90
hemat(o)-	血液	44
hemo-	血液	44
hepat(o)-	肝臓	20
hetero-	異種	102
homo-	同じ, 似ている	102
hydro-	水	82
hyper-	過剰	100
hypo-	欠乏, 正常以下	100
hyster(o)-	子宮	32
-ia	状態, 条件	108
idio-	特異的	108
ile(o)-	回腸	18
immuno-	免疫	50

英語	日本語	ページ
-itis	炎症	94
kerat(o)-	角膜	40
laparo-	腰, 脇腹	64
laryng(o)-	喉頭	36
-lepsy	発作	94
leuk(o)-	白血球	46
lipo-	脂肪	74
lith(o)-	石, 石灰化	84
lymph(o)-	リンパ	50
mal-	不良	98
-malacia	軟化	104
mamm(o)-	乳房	62
mast(o)-	乳房	62
-megaly	大きい	106
mening(o)-	髄膜	10
meno-	月経	34
metr(o)-	子宮	32
morpho-	形, 構造	84
muco-	粘液	82
myel(o)-	脊髄, 骨髄	10
myo-	筋肉	68
narco-	昏睡, 麻酔	86

接頭辞・接尾辞一覧

英語	日本語	ページ
nas(o)-	鼻	36
necro-	死，壊死	78
neo-	新しい	106
nephr(o)-	腎臓	26
neur(o)-	神経	8
neutro-	中性の	102
ocul(o)-	眼	40
-oid	類似	102
-oma	腫瘍，新生物	76
omphal(o)-	臍	64
onco-	腫瘍	76
ophthalmo-	眼	40
-opia	視覚	42
optic(o)-	視覚，光学	42
opto-	視覚，光学	42
ortho-	真っすぐな，正常な	98
-osis	疾病の過程，状態	96
ossi-	骨	66
osteo-	骨	66
oto-	耳	38
ovari(o)-	卵巣	32
pancreat(o)-	膵臓	22
para-	〜の近くに	110
patho-	病気	96
-pathy	病気	96
pedi-	小児，足	90
pelv(i)-	骨盤	66
-penia	欠乏	100
peri-	〜の周りの	112
peritone(o)-	腹膜	64
-pexy	固定	88
-phagia	食べる	88
pharyng(o)-	咽頭	36
-philia	傾向，好み	88
phleb(o)-	静脈	14
-phobia	恐怖症	96
-plasia	（細胞の）形成	78
plasm(a)-	血漿，プラズマ	44
-plasty	形成，移植	88
-plegia	麻痺	92
pleur(o)-	胸膜，肋骨	62
-pnea	呼吸，息	16
pneumo-	肺，呼吸	16
-poiesis	生産	78

英語	日本語	ページ
procto-	直腸, 肛門	20
prostat(o)-	前立腺	30
pseudo-	偽り, 仮	104
pyel(o)-	腎盂	26
recto-	直腸	20
ren(o)-	腎臓	26
rhin(o)-	鼻, 鼻腔	36
-rrhagia	異常出血, 過剰漏出	92
-rrhea	流出, 漏出	92
sarco-	筋肉物質, 肉類	68
scler(o)-	硬化	104
sial(o)-	唾液	82
splen(o)-	脾臓	50
spondyl(o)-	脊椎	10
stomat(o)-	口腔	60
-stomy	外科的開口部	114
tachy-	急速	106
teno-	腱	68
thermo-	熱	84
thorac(o)-	胸郭	62
thrombo-	凝固, トロンビン	46
thym(o)-	胸腺	50

英語	日本語	ページ
thyro-	甲状腺	48
-tomy	切開術	86
tonsill(o)-	扁桃	38
toxico-	毒物, 毒素	74
trache(o)-	気管	16
-trophy	栄養, 食物	82
tympan(o)-	鼓膜	38
ure(a)-	尿素, 尿	30
ureter(o)-	尿管	28
urethr(o)-	尿道	28
urin(o)-	尿	30
uter(o)-	子宮	32
vagin(o)-	膣, 鞘	34
vascul(o)-	血管	12
vaso-	血管, 脈管	12
ven(o)-	静脈	14
vesic(o)-	膀胱, 嚢	28

INDEX

英語

※本編の単語のみ掲載。

A
abdominal	64
abdominopelvic	64
abdominoplasty	64
acromegaly	114
acromelic	114
acrophobia	96, 114
adenocarcinoma	48
adenoid	48
adenomegaly	106
adenopathy	48
adipocyte	74
adipose	74
adiposis	74
adrenalectomy	48
adrenic	48
adrenocortical	48
aerophagia	88
agenesis	78
amblyopia	42
amniocentesis	86
anabolism	110
anaphylaxis	110
anatomy	110
androgen	90
andrology	90
andropathy	90
anemia	44, 100
anesthesia	10
angioblast	72
angiogenesis	12
angiography	12
angiopathy	12
angioplasty	88
antibiotic	104
antibody	104
antigen	104
aorta	14
aortitis	14
aortography	14
aplasia	100
apnea	16
appendectomy	86
appendicitis	94
arrhythmia	100
arteriosclerosis	14
arteriovenous	14
arteritis	14
arthralgia	70
arthritis	70
arthrodesis	70
atrophy	82

B
basophilia	88
biliary	22
bilirubin	22
bilirubinemia	22
bronchitis	16
bronchography	16
bronchostenosis	16

C
carcinogen	76
carcinogenesis	78
carcinoma	76
carcinostatic	76
cardiogenic	12
cardiomyopathy	12
cardiopathy	96
cardiovascular	12
catabolism	110
catalepsy	94
catalysis	110
cataract	110
causalgia	94
cephalalgia	58
cephalocele	58
cerebellar	8
cerebellomedullary	8
cerebellopontine	8
cerebral	8
cerebrospinal	8
cerebrovascular	8
cervical	58
cervicitis	58
cervicothoracic	58
cholangiocarcinoma	22
cholangitis	22
cholelithiasis	84
cholic	22
chondritis	66
chondroma	66
chondromalacia	66
claustrophobia	96
colonic	20
colorectal	20
coloscopy	20
colostomy	114
colpopexy	88
cranial	58
cranioschisis	58
craniostenosis	58
cystic	28
cystitis	28
cystoscopy	28
cytokine	72
cytology	72
cytoplasm	72

D
dermatitis	70
dermatology	70

127

INDEX

dermatophyte 70
dextrocardia 112
dextroposition 112
dextroversion 112
dialysis 112
diaphragm 112
diarrhea 92, 112
diphtheria 108
diplegia 92
dysentery 98
dysfunction 98
dysmenorrhea 92
dyspepsia 98
dysphagia 88
dysplasia 78
dyspnea 16
dystrophy 82

E
encephalitis 8
encephalocele 92
encephalomalacia 104
encephalomyelitis 8
encephalopathy 8
endocardium 112
endocrine 112
endocrinopathy 96
endothelial 112
enterobacterium 18
enterocele 18
enterocolitis 18
enterorrhagia 92
enterostomy 114
eosinophilia 88
epicardial 110
epidermal 110
epidural 110
epilepsy 94
erythrocyte 46

erythroid 46
erythropoiesis 78
erythropoietin 46
esophagectomy 86
esophagography 18
esophagoscope 18
esophagospasm 18
euphoria 98
eupnea 16
euthanasia 98
euthyroidism 98

F
fibrinogen 72
fibrinolysis 72
fibroma 72

G
gastroenteritis 18
gastrointestinal 18
gastropexy 88
gastroptosis 18
gastrostomy 114
glossitis 60
glossodynia 60
glossopharyngeal 60
granulocyte 46, 72
granulocytopenia 46
granuloma 46, 76
gynecoid 90
gynecology 90
gynephobia 90

H
hemangioma 76
hematemesis 44
hematoma 44
hematuria 44
hemoglobin 44
hemophilia 44
hemopoiesis 78

hemorrhage 44
hepatectomy 20
hepatocyte 20
hepatoma 20
hepatomegaly 106
heterogeneous 102
heterologous 102
heterozygote 102
homogeneous 102
homosexual 102
homotonic 102
hydrocele 82, 92
hydrocephalus 58, 82
hydrogen 82
hydrophobia 96
hyperesthesia 10
hyperglycemia 100
hyperopia 42
hyperphagia 88
hyperplasia 78
hypertension 100
hypertrophy 82
hyperventilation 100
hypofunction 100
hypoglycemia 100
hypoplasia 78
hypotension 100
hysterectomy 32
hysteroscope 32
hysterotomy 32

I
idiopathy 108
idiosyncrasy 108
idiotrophic 108
ileal 18
ileocolic 18
ileotomy 18
immunodeficiency 50

immunosuppression	50	
immunotherapy	50	
insomnia	108	
intravenous	14	
ischemia	44	

K
keloid	102
keratectomy	40
keratitis	40
keratomalacia	104
keratopathy	40
keratoplasty	88

L
laparoscope	64
laparoscopy	64
laparotomy	64, 86
laryngitis	36
laryngopharyngeal	36
laryngoscope	36
leukemia	44, 46
leukocyte	46
leukocytosis	46
leukopenia	100
leukopoiesis	78
lipocyte	74
lipoma	74
lipoprotein	74
lithogenesis	84
lithotomy	84
lymphadenectomy	50
lymphocyte	50, 72
lymphoma	50
lymphopenia	100

M
malformation	98
malfunction	98
malpractice	98
mammaplasty	62, 88
mammary	62
mammography	62
mammoplasty	62, 88
mastectomy	62
mastitis	62
mastopathy	62
melanoma	76
meningitis	10
meningocele	10, 92
meningoencephalitis	10
menometrorrhagia	34
menopause	34
menorrhagia	34, 92
metritis	32
metroplasty	32
metrorrhagia	32, 92
monoplegia	92
morphogenesis	78, 84
morphology	84
morphometry	84
mucoid	82
mucosa	82
mucous	82
myalgia	94
mycosis	96
myelitis	10
myelocyte	10
myeloma	10
myoblast	68
myocarditis	68
myocyte	68
myopia	42

N
narcolepsy	94
narcosis	86
narcotherapy	86
narcotic	86
nasal	36
nasogastric	36
nasopharyngeal	36
necrobiosis	78
necrolysis	78
necrosis	78, 96
neonatal	106
neoplasia	106
neoplasm	106
nephrectomy	26
nephritis	26
nephromegaly	106
nephropathy	26
nephrosis	96
neuralgia	94
neurasthenia	8
neuroblast	72
neuropathy	96
neurosurgery	8
neurotransmitter	8
neutropenia	100
neutrophil	102
neutrophilia	102
neutrophilic	102

O
ocular	40
oculogyric	40
oculomotor	40
omentopexy	88
omphalitis	64
omphalocele	64
omphalotomy	64
oncogene	76
oncology	76
oncotherapy	76
ophthalmology	40
ophthalmoplegia	40
ophthalmoscope	40
optician	42

INDEX

opticociliary	42	
optics	42	
optokinetic	42	
optometry	42	
optotypes	42	
orthodontics	98	
orthopedics	98	
orthopnea	98	
ossicle	66	
ossification	66	
ossify	66	
osteoblast	72	
osteocyte	66	
osteomalacia	104	
osteoporosis	66	
osteosarcoma	66	
otorhinolaryngology	38	
otorrhea	38	
otosclerosis	38	
ovarian	32	
ovariectomy	32, 86	
ovariotomy	32	
ovoid	102	

P

pancreatitis	22
pancreatoduodenectomy	22
pancreatopathy	22
paracentesis	86
paralysis	110
parasite	110
parathyroid	110
paresthesia	10
pathogen	96
pathogenesis	96
pathology	96
pediatric	90
pediatrician	90
pedicure	90
pedophilia	88
pelvic	66
pelvimetry	66
pelvioperitonitis	66
pericardial	112
perinatal	112
peripheral	112
peritoneal	64
peritoneopexy	64
peritonitis	64
pharyngeal	36
pharyngitis	36
pharyngotomy	86
pharyngotonsillitis	36
phlebitis	14
phlebothrombosis	14
phlebotomy	14
plasmapheresis	44
plasmatic	44
plasmid	44
pleural	62
pleurisy	62
pleurodesis	62
pneumococcus	16
pneumonia	16, 108
pneumothorax	16
polyrrhea	92
proctocolectomy	20
proctology	20
proctoscopy	20
prostatectomy	30
prostatolith	30
prostatomegaly	30
pseudodementia	104
pseudomyopia	104
pseudopregnancy	104
pyelitis	26
pyelography	26
pyelonephritis	26

Q

quadriplegic	92

R

rectocele	20
rectoscope	20
rectosigmoid	20
renal	26
renography	26
renovascular	26
rhinitis	36
rhinolalia	36
rhinorrhea	36

S

sarcoidosis	68
sarcolemma	68
sarcoma	68
scleral	104
scleroderma	104
sclerosis	104
sialadenitis	82
sialagogue	82
sialolithiasis	82
sigmoid	102
splenectomy	50
splenic	50
splenomegaly	50
spondylitis	10
spondylolisthesis	10
spondylosis	10
stomatitis	60, 94
stomatology	60
stomatorrhagia	60

T

tachyarrhythmia	106
tachycardia	106
tachypnea	106
tenodesis	68

tenosynovitis	68
tenotomy	68
thermocoagulation	84
thermoduric	84
thermograph	84
thoracentesis	62, 86
thoracoabdominal	62
thoracoscope	62
thoracotomy	86
thrombocyte	72
thrombocytopenia	46
thrombolysis	46
thrombosis	46
thymectomy	50
thymocyte	50
thymoma	50
thyroid	48
thyroidectomy	48
thyroiditis	48, 94
tonsillar	38
tonsillectomy	38
tonsillitis	38
toxicoid	74
toxicology	74
toxicosis	74
tracheitis	16
tracheoesophageal	16
tracheotomy	16
tympanic	38
tympanoplasty	38
tympanotomy	38

U

ureagenesis	30
ureic	30
uremia	30
ureteral	28
ureterectomy	28
ureteritis	28
urethral	28
urethritis	28
urethroplasty	28
urinalysis	30
urinary	30
urination	30
uterine	32
uteroplacental	32
uterotonic	32

V

vaginal	34
vaginitis	34
vaginoscopy	34
vascular	12
vascularization	12
vasculogenesis	12
vasoconstriction	12
vasodilation	12
vasospasm	12
venipuncture	14
venous	14
vesical	28
vesicle	28
vesicoureteral	28

INDEX

日本語

※本編の単語のみ掲載。

あ行

足治療	91
頭の	59
アデノイド	49
アデノパシー	49
アナフィラキシー	111
アンドロゲン	91
安楽死	99
異化	111
胃下垂	19
異形成	79
胃固定（術）	89
異質性の	103
萎縮（症）	83
異種の	103
胃腸炎	19
一様緊張の	103
胃腸の	19
医療過誤	99
胃瘻造設	115
咽喉頭の	37
咽頭炎	37
咽頭切開（術）	87
咽頭の	37
咽頭扁桃炎	37
右胸心	113
右傾	113
右偏	113
栄養過度	83
栄養失調（症）	83
栄養選択性の	109
壊死	79, 97
S状の	103
エリスロポエチン	47

か行

嚥下障害	89
遠視	43
横隔膜	113
開胸手術	87
回結腸の	19
回腸切開（術）	19
回腸の	19
開腹手術	65, 87
解剖	111
カウザルギー	95
過換気	101
核外遺伝子	45
角膜移植（術）	89
角膜炎	41
角膜症	41
角膜切除（術）	41
角膜軟化（症）	105
過食（症）	89
仮性近視	105
仮性認知症	105
カタレプシー	95
過敏症	111
顆粒球	47, 73
顆粒球減少（症）	47
癌遺伝子	77
眼科学	41
感覚異常	11
肝癌	21
眼球運動の	41
眼鏡士	43
眼筋麻痺	41
肝細胞	21
癌（腫）	77
肝腫大	107
関節炎	71
関節固定（術）	71
肝切除（術）	21

関節痛	71
癌治療	77
気管炎	17
気管支炎	17
気管支狭窄	17
気管支造影	17
気管食道の	17
気管切開（術）	17
気胸	17
起座呼吸	99
寄生虫	111
偽妊娠	105
機能障害	99
機能性子宮出血	35
機能低下	101
機能不全	99
胸腔鏡	63
胸腔穿刺（術）	63, 87
狂犬病	97
恐水病	97
胸腺細胞	51
胸腺腫	51
胸腺摘出（術）	51
狭頭症	59
強皮症	105
胸腹の	63
胸膜炎	63
胸膜の	63
強膜の	105
胸膜癒着（術）	63
虚血	45
巨脾症	51
筋芽細胞	69
筋細胞	69
筋細胞膜	69
近視	43
均質の	103
筋肉痛	95

くびの ……………………59	腱鞘炎 ……………………69	骨髄球 ……………………11
頸胸の ……………………59	腱切除（術）………………69	骨髄腫 ……………………11
形成不全 …………………101	好塩基球増加（症）………89	骨粗鬆症 …………………67
形態学 ……………………85	光学 ………………………43	骨軟化（症）………………105
形態形成 ……………79, 85	硬化（症）…………………105	骨肉腫 ……………………67
経鼻胃の …………………37	抗癌剤 ……………………77	骨盤計測 …………………67
頸部の ……………………59	抗癌性の …………………77	骨盤の ……………………67
血管拡張 …………………13	口腔病学 …………………61	骨盤腹膜炎 ………………67
血管芽細胞 ………………73	高血圧（症）………………101	鼓膜切開（術）……………39
血管形成（術）……………89	高血糖（症）………………101	鼓膜の ……………………39
血管痙攣 …………………13	抗原 ………………………105	**さ行**
血管腫 ……………………77	好酸球増加（症）…………89	サーモグラフ ……………85
血管収縮 …………………13	甲状腺炎 ……………49, 95	臍炎 ………………………65
血管障害 …………………13	甲状腺機能正常 …………99	臍帯切断（術）……………65
血管新生 …………………13	甲状腺摘出（術）…………49	臍帯ヘルニア ……………65
血管造影 …………………13	甲状の ……………………49	催唾薬 ……………………83
血管の ……………………13	高所恐怖症 …………97, 115	サイトカイン ……………73
月経過多 ……………35, 93	抗生物質 …………………105	細胞学 ……………………73
月経困難 …………………93	抗体 ………………………105	細胞質 ……………………73
血腫 ………………………45	好中球 ……………………103	鞘の ………………………35
血漿瀉血 …………………45	好中球減少（症）…………101	サルコイドーシス ………69
血漿の ……………………45	好中球増加（症）…………103	歯科矯正学 ………………99
血小板 ……………………73	好中球の …………………103	子宮炎 ……………………33
血小板減少（症）…………47	喉頭炎 ……………………37	子宮鏡 ……………………33
結石生成 …………………85	喉頭鏡 ……………………37	子宮頸管炎 ………………59
血栓症 ……………………47	口内炎 …………………61, 95	子宮形成（術）……………33
血栓溶解 …………………47	口内出血 …………………61	子宮収縮性の ……………33
結腸鏡検査 ………………21	硬膜外の …………………111	子宮収縮薬 ………………33
結腸直腸の ………………21	肛門病学 …………………21	子宮出血 ……………33, 93
結腸の ……………………21	呼吸困難 …………………17	子宮切開（術）……………33
血尿 ………………………45	黒色腫 ……………………77	子宮胎盤の ………………33
血友病 ……………………45	鼓室形成（術）……………39	子宮摘出（術）……………33
下痢 …………………93, 113	骨化 ………………………67	子宮の ……………………33
ケロイド …………………103	骨芽細胞 …………………73	耳硬化（症）………………39
腱滑膜炎 …………………69	骨形成 ……………………67	四肢麻痺の ………………93
検眼 ………………………43	骨形成する ………………67	視神経毛様体の …………43
検眼鏡 ……………………41	骨細胞 ……………………67	ジストロフィ ……………83
腱固定（術）………………69	骨髄炎 ……………………11	視動性の …………………43

INDEX

歯肉出血	61
耳鼻咽喉科学	39
ジフテリア	109
脂肪過多	75
脂肪細胞	75
脂肪腫	75
脂肪の	75
弱視	43
灼熱痛	95
周産期の	113
出血	45
出血する	45
腫瘍学	77
消化不良	99
小骨	67
小児科医	91
小児(性)愛	89
小児(の)	91
小嚢	29
小脳延髄の	9
小脳橋の	9
小脳(性)の	9
小疱	29
静脈炎	15
静脈血栓症	15
静脈(性)の	15
静脈切開(術)	15
静脈穿刺	15
静脈内の	15
食道鏡	19
食道痙攣	19
食道切除(術)	87
食道造影	19
触媒作用	111
女性恐怖症	91
女性的な	91
視力表	43
耳漏	39

腎盂炎	27
腎盂腎炎	27
腎盂造影	27
腎炎	27
心外膜の	111
心筋炎	69
心筋症	13
真菌症	97
神経芽細胞	73
神経障害	97
神経衰弱	9
神経痛	95
神経伝達物質	9
心血管の	13
腎血管の	27
心原性の	13
人工肛門形成	115
腎症	27
新生児の	107
新生物	107
新生物形成	107
腎造影	27
心臓疾患	97
腎臓の	27
腎摘出(術)	27
心内膜	113
腎肥大(症)	107
心膜の	113
新脈管形成	13
膵炎	23
膵疾患	23
水腫	83, 93
水素	83
膵頭十二指腸切除(術)	23
水頭症	59, 83
髄膜炎	11
髄膜脳炎	11
髄膜ヘルニア	11, 93

髄膜瘤	11, 93
睡眠発作	95
水瘤	83, 93
頭蓋(披)裂	59
頭痛	59
整形外科	99
正常呼吸	17
脊髄炎	11
脊椎炎	11
脊椎症	11
脊椎すべり症	11
赤痢	99
舌咽の	61
舌炎	61
赤血球	47
赤血球産生	79
赤血球の	47
切石術	85
舌痛	61
線維腫	73
穿開(術)	87
腺癌	49
穿刺(術)	87
先端巨大症	115
先端の	115
先天異常	99
腺様の	49
前立腺結石	31
前立腺切除(術)	31
前立腺肥大	31
造血	79
増殖	79

た行

体型測定	85
大動脈	15
大動脈炎	15
大動脈造影	15
耐熱性の	85

大脳の	9	ディスペプシア	99	尿検査	31
大網固定（術）	89	てんかん	95	尿素形成	31
唾液腺炎	83	同化	111	尿素の	31
唾液促進の	83	動眼神経の	41	尿道炎	29
多幸感	99	動眼の	41	尿道形成（術）	29
唾石症	83	動静脈の	15	尿道の	29
胆管炎	23	同性愛者	103	尿毒症	31
胆管癌	23	同性愛の	103	尿の	31
胆管の	23	透析	113	熱凝固（法）	85
胆汁の	23	動脈炎	15	ネフローゼ	97
男性疾患	91	動脈硬化（症）	15	粘液状の	83
男性（病）学	91	頭瘤	59	粘液（性）の	83
男性ホルモン	91	特異体質	109	粘膜	83
胆石症	85	特発性疾患	109	嚢	29
単麻痺	93	毒物学	75	脳炎	9
知覚過敏	11	吐血	45	脳血管性の	9
膣炎	35	呑気（症）	89	脳症	9
膣鏡検査	35	**な行**		脳神経外科（学）	9
膣固定（術）	89	内皮の	113	脳脊髄炎	9
膣の	35	内分泌障害	97	脳脊髄の	9
注視の	41	内分泌（腺）の	113	脳軟化（症）	105
虫垂炎	95	内分泌物	113	脳ヘルニア	93
虫垂切除（術）	87	ナルコーシス	87	嚢胞性の	29
中毒（症）	75	ナルコレプシー	95	**は行**	
中毒様の	75	軟骨炎	67	肺炎	17, 109
腸炎	19	軟骨腫	67	肺炎球菌	17
腸出血	93	軟骨軟化（症）	67	排尿	31
腸内細菌	19	肉芽腫	47, 77	白内障	111
腸ヘルニア	19	肉腫	69	発育不全	79
腸瘻造設	115	乳腺炎	63	発癌	79
直腸S状結腸	21	乳腺症	63	発癌物質	77
直腸鏡	21	乳房形成（術）	63, 89	白血球	47
直腸鏡検査	21	乳房切除（術）	63	白血球減少（症）	101
直腸結腸切除（術）	21	乳房の	63	白血球産生	79
直腸病学	21	ニューロパシー	97	白血球増加（症）	47
直腸瘤	21	尿管炎	29	白血病	45, 47
低血圧（症）	101	尿管切除（術）	29	鼻声	37
低血糖（症）	101	尿管の	29	鼻の	37

135

INDEX

鼻咽頭の …… 37	腹膜の …… 65	**や行**
鼻炎 …… 37	婦人科学 …… 91	羊水穿刺（術） …… 87
鼻骨の …… 37	不整脈 …… 101	**ら行**
脾臓摘出（術） …… 51	不眠（症） …… 109	卵形の …… 103
脾臓の …… 51	プラズマの …… 45	卵巣切開（術） …… 33
肥大 …… 83	プラスミド …… 45	卵巣摘出（術） …… 33, 87
皮膚炎 …… 71	分泌過多 …… 93	卵巣の …… 33
皮膚科学 …… 71	閉経（期） …… 35	リポ蛋白 …… 75
皮膚糸状菌 …… 71	閉所恐怖症 …… 97	両側麻痺 …… 93
肥満（症） …… 75	ヘテロ接合体 …… 103	リンパ球 …… 51, 73
病因（論） …… 97	ヘモグロビン …… 45	リンパ球減少（症） …… 101
病原体 …… 97	扁桃炎 …… 39	リンパ腫 …… 51
病原（論） …… 97	扁桃摘出（術） …… 39	リンパ節切除（術） …… 51
表皮壊死（症） …… 79	扁桃の …… 39	類壊死 …… 79
表皮の …… 111	膀胱炎 …… 29	類肉腫症 …… 69
病理学 …… 97	膀胱鏡検査 …… 29	
ビリルビン …… 23	膀胱尿管の …… 29	
ビリルビン血症 …… 23	膀胱の …… 29	
鼻漏 …… 37	**ま行**	
貧血 …… 45, 101	麻酔 …… 11	
頻呼吸 …… 107	麻酔性（の） …… 87	
頻拍 …… 107	麻酔（法） …… 87	
頻拍性不整脈 …… 107	麻酔薬 …… 87	
頻脈 …… 107	麻酔療法 …… 87	
フィブリノゲン …… 73	末梢の …… 113	
フィブリン溶解 …… 73	麻痺 …… 111	
腹腔鏡 …… 65	マンモグラフィ …… 63	
腹腔鏡検査 …… 65	脈管形成 …… 13	
副甲状腺の …… 111	脈管の …… 13	
腹骨盤の …… 65	無栄養（症） …… 83	
副腎過形成 …… 107	ムコイド …… 83	
副腎摘出（術） …… 49	無呼吸 …… 17	
副腎の …… 49	無発育 …… 79	
副腎皮質の …… 49	眼の …… 41	
腹部の …… 65	メラノーマ …… 77	
腹壁形成（術） …… 65	免疫不全 …… 51	
腹膜炎 …… 65	免疫抑制 …… 51	
腹膜固定（術） …… 65	免疫療法 …… 51	

参考文献

石田名香雄編，医学英和辞典 第 2 版，研究社，2008

高久史麿総監修，CD-ROM ステッドマン医学大辞典 改訂第 6 版
　　　　　　　　　　　プラス 医学略語辞典，メジカルビュー社，2008

J.A. Simpson 著，The Oxford English Dictionary Second Edition，Oxford University Press，1989

A.S. Hornby 著，S. Wehmeier ほか編，オックスフォード現代英英辞典 第 7 版，
　　　　　　　　　　　オックスフォード大学出版局発行，旺文社，2005

小西友七，安井 稔，國廣哲彌，堀内克明編，ランダムハウス英和大辞典 第 2 版，小学館，1993

小西友七，南出康世編，ジーニアス英和辞典 第 4 版，大修館書店，2006

小西友七，南出康世編，ジーニアス和英辞典 第 2 版，大修館書店，2003

松田徳一郎ほか編，リーダーズ・プラス，研究社，2000

渡邉敏郎，E. Skrzypczak，P. Snowden 編，新和英大辞典　第 5 版，研究社，2003

医学大辞典 19 版，南山堂，2006

V.W. Kahle，H. Leonhardt，W. Platzer 著，越智淳三訳，解剖学アトラス 第 3 版，文光堂，1990

R.S. Snell 著，山内昭雄訳，スネル臨床解剖学 第 3 版，メディカルサイエンスインターナショナル，2002

八杉龍一，小関治男，古谷雅樹，日高敏隆編，生物学辞典 第 4 版，岩波書店，1996

今堀和友，山川民夫監修，生化学辞典 第 4 版，東京化学同人，2007

貴邑冨久子，根来英雄著，シンプル生理学 改訂第 6 版，南江堂，2008

横山 武著，図解病理学 第 2 版，文光堂，1989

松尾 理監訳，症状の基礎からわかる病態生理，メディカルサイエンスインターナショナル，2003

寺澤芳雄編，英語語源辞典，研究社，1997

大槻真一郎著，科学用語（独 - 日 - 英）語源辞典 ラテン語篇 6 版，同学社，1989

田中秀央編，羅和辞典，研究社，1966

古川晴風編著，ギリシャ語辞典，大学書林，1989

立川 清編，医学語源大辞典，国書刊行会，1976

松下正幸著，医学用語の成り立ち，榮光堂，1997

新村 出編，広辞苑 第 6 版，岩波書店，2008

【監修】
富田りか

東邦大学教育・研究支援センター顧問（英語論文ライティング支援）

United States International University (San Diego, 現 Alliant International University), 人間行動学部社会心理学専攻。サイマル・インターナショナルの日英／英日通訳・翻訳, JICA（国際協力機構）ザンビア事務所長私設秘書などを経て, 2002年4月〜2011年3月まで東邦大学医学部医学科英語学研究室・教育開発室講師を務める。2012年11月より現職。専門は, 社会心理学, 文化人類学, 医療人類学, 言語学。

【協力（英単語音声担当）】
Josh Keller

The University of Iowa, コミュニケーション学・心理学専攻。NHK ラジオ講座「基礎英語2」や「入門ビジネス英語」のナレーターを務めるなど, ラジオや TV, 映画で, 声優, 俳優として活躍。このほか, Illinois Institutes of Technology (Chicago), 東京電機大学, ベルリッツ英会話教室で英語教育や発音指導を行うなど, 英語講師としての経験も豊富。

メディエイゴBOOKS
医学英単語 〜リズムでしみこむ，ゴカンでひらめく

2009年 5月30日 第1版 第1刷 発行
2023年10月13日　　　　第8刷 発行

監修者	富田りか
編　者	メディエイゴ編集部
発行者	林　克至
発行所	株式会社シナジー

〒150-6018 東京都渋谷区恵比寿4-20-3　恵比寿ガーデンプレイスタワー 18F
TEL：03-5447-5577（代表）
URL：http://www.syg.co.jp

印刷・製本　三松堂印刷株式会社

ISBN 978-4-916166-21-0

Ⓒ Synergy, 2009. Printed in Japan.
乱丁・落丁はお取り替えいたします。

- 本書の複写・複製・転載・翻訳・上映・譲渡・データベースへの取り込みおよび送信に関する許諾権は，株式会社シナジーが保有します。
- JCOPY 〈（社）出版者著作権管理機構 委託出版物〉
  本書および付属CDの無断複写・複製は，著作権法上での例外を除き禁じられています。複写される場合は，そのつど事前に，（社）出版者著作権管理機構（電話 03-3513-6969，FAX 03-3513-6979 e-mail：info@jcopy.or.jp）の許諾を得てください。

医学論文の**「執筆・出版・発表」**には，いろいろな**スキル**や**知識**が必要です．

How to Write, Publish, and Present in the Health Sciences : A Guide for Clinicians and Laboratory Researchers

トム・ラングの医学論文「執筆（ライティング）・出版・発表」実践ガイド

- ●著——— Thomas A. Lang
- ●監訳——— 宮崎貴久子・中山健夫（京都大学大学院医学研究科社会健康医学系専攻健康情報学分野）

B5判, 並製, 2色（一部4色）, 440ページ／定価3,990円（本体価格3,800円）　ISBN978-4-916166-39-5

PUBLISH OR PERISH
「書くか, 去るか」の世界で生きていくための頼もしい指南書

アメリカ内科学会（ACP）から発行されて高い評価を得ている "How to Write, Publish, and Present in the Health Sciences : A Guide for Clinicians and Laboratory Researchers" の待望の翻訳書。主として5つの科学コミュニケーションの形式（抄録、ポスター、発表スライド、助成金申請、科学論文の作成）に焦点を当て、現場で必要な知識とスキルを具体的に示します。

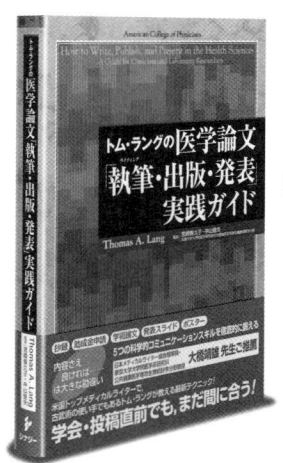

本書の表紙を開くと、そこには通常であれば経験を積みながら「叩き込まれて習得する (School of Hard Knocks)」しかない、きわめて重要かつ有用な情報が豊富に盛り込まれています。本書は、生物医学、そしてヘルスサイエンス分野を学ぶすべての人々の必読書にすべきであると、私は心から信じています。

Stanley Lemeshow（オハイオ州立大学公衆衛生学部長）

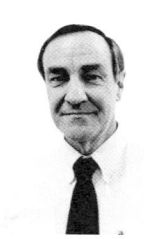

著者トム・ラング（Thomas A. Lang）氏は、米国で最も著名なメディカルライターの一人。シカゴ大学、フィラデルフィア科学大学など多くの大学で教鞭を執り、アジア、欧州各国でも精力的に講演活動を行っている。日本の古武術を愛好する親日家としても知られる。

著者インタビュー動画配信中
http://www.syg.co.jp/

シナジー　ラング　検索

株式会社 シナジー
〒103-0027　東京都中央区日本橋2-14-1　フロントプレイス日本橋9F
Tel: 03-4533-1104　Fax: 03-4533-1109　http://www.syg.co.jp

備えあれば憂いなし。この1冊で英語診療！
―こんな簡単なフレーズばかりで御免！―

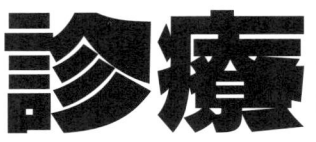

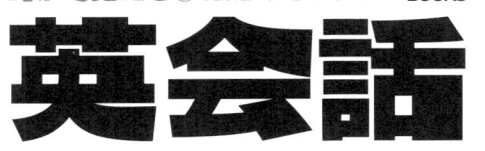

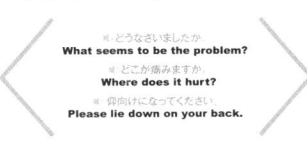

メディエイゴBOOKS
診療英会話
耳から覚える病院ぐりっしゅ！

著者●野田小枝子
協力●スコット・レイノルズ
定価●3,360円（本体価格3,200円）

A5判・200頁，オーディオCD2枚付き

【目　次】
I. 医療面接
II. 診察をする
III. 検査をする
IV. 診断結果の説明をする
V. 治療法の説明をする
VI. 処方薬の説明をする
VII. 次の診察日を決める
● 穴埋め問題で覚えよう 重要表現100選！
● 患者さんと話すときの体の表現いろいろ
● 単位の早見表

◆ 医師を初めとした医療スタッフに役立つフレーズが満載（約500フレーズ収載）。
◆ 見開き左頁が日本語，右頁が英語になっているので，フレーズを覚えるのに最適です。
◆ 辞書では分からない英語特有の表現やニュアンスを解説したコーナーも必見です。
◆ CDは「日本語＋英語＋インターバル（リピート用）」の順になっているので，
　聞き流し学習に最適です。

株式会社シナジー
〒103-0027　東京都中央区日本橋 2-14-1　フロントプレイス日本橋 9F
Tel: 03-4533-1104　Fax: 03-4533-1109　http//www.syg.co.jp

医学英語を学ぶなら，メディエイゴが役に立つ。

『MediEigo（メディエイゴ）』は，医学・医療に特化したさまざまな英語学習コンテンツを，インターネット上で**無料**提供しているサイトです。

メディエイゴ　検索

http://medieigo.com/

毎日更新コンテンツ

- **今日の英単語**
  医学英単語と豆知識を音声付きで紹介。

毎週配信コンテンツ

- **英語で読もう「Weekly Topic」**
  医学関連の面白トピックを毎週1本紹介。
- **「使えるワンフレーズ」** Podcasting対応
  頻度の高い医学英語のフレーズを毎週1つ伝授。
- **耳から覚える「メディカル英単語」** 動画
  リズムに乗って覚える英単語のミニレッスン。

随時更新コンテンツ

- **海外学会+E**
  主要海外医学会で発表された注目演題をレポート。
- **おすすめ英語学習サイト**
  医学英語学習に役立つサイトを列挙。

etc...

医学英語の学習＆ニュース
MediEigo メディエイゴ
企画・制作・運営：株式会社シナジー